ちくま文庫

傷のあわい

宮地尚子

筑摩書房

目次

写真　宮地尚子

傷のあわい

文庫版まえがき

傷のあわいってなんだろう。

あわいとは、ふたつのものが交わったり、重なったりしている領域のことを言う。たとえば、淡水と海水の混じる汽水域。家の内とも外ともつかない縁側。空間だけではない。時間にも用いられる。たとえば明け方や夕暮れ時。夜と朝の、もしくは昼と夜のどちらともつかない時間帯。夕闇がせまる時間帯は逢魔時《おうまがとき》ともいう。魔に遭遇するかもしれない、あいまいな時間。

あわいを漢字で書けば「間」になるが、「あいだ」とは微妙に異なる意味合いを持つ。どちらでもありどちらでもない。どちらの要素も混じり合い、にじみ合っている。

感情でいえば、とまどい、迷い、ためらい、せめぎ合い。新しい人との出会いにとまどう。近づくべきか離れるべきかに迷う。次のステップを踏むことをためらう。好奇心と不安がせめぎ合う。

どちらでもありどちらでもない境界領域（リミナリティともいう）は、すっきりと分類したいデジタル脳を困らせる。好きなのか嫌いなのか、正しいのか間違っているのか、きれいなのか汚いのか、別れたのか別れていないのか、人ははっきりさせたがる。まさに白黒つけたがる。

宙ぶらりんのまま、次の段階に進めないのは、もどかしいし、落ち着かない。生と死のあわい。子どもと大人のあわい。亡くなったかどうかわからない存在は不気味だし、法的責任を負えるのかどうかの判断は曖昧で、文化や時代によっても変わる。だからどっちつかずの存在や状態に対して、タブー意識がもたらされることもしばしばだ。日本人なのかそうではないのか、味方なのか敵なのか、仲間なのかよそ者なのか、はっきりしない人たちに対しての危険視や排除がおきることも少なくない。

そして、あわいはずっとは続かない。引っ越しの最中。移動する飛行機や電車の中。仮住まい。この一過性は、おぼつかなさをもたらす。変化の真っ只中にいると、変化はわかりにくい。渦中にいると、自分が渦の中にいると気づかないことも多い。それでも、自分がいつまでもここに留まれないことだけはわかる。次の居場所を探さなければいけない。

では、傷のあわいとはなにか。傷と傷でないものとのあわい。傷といわれるものの中でのさまざまな濃淡や微妙な変化。後になってあざができていることに気づいたり、逆に傷痕が薄くなって見えなくなることもある。じわっと痛みが増してきたり、忘れてしまっているはずなのに苦しさやいたたまれなさが突然おそってくることもある。

傷なのか、傷ではないのかといった線引きは難しい。そして本書に登場する人たちの経験を「傷」という言葉でくくってしまうのは、なんだかもったいないし、失礼だとも思う。傷ついてはいるかもしれないけれど、その周辺にはせつなさ、寂しさ、後ろめたさ、喜び、希望など、さまざまな心の動きがあり、そしてひたむきさがある。そもそも傷について書いたつもりは私にはなかった。一生懸命に生きている人たちの姿をただ描写し、伝えたかった。心の傷つきをめぐる文章が多いのはたしかだが、私が精神科医だからあたりまえなのかもしれない。

本書は、『異文化を生きる』というタイトルで二〇〇二年に出版された。私にとっては初めての単著である。デビュー作には、その人のその後の作品の全ての要素が含まれているとどこかで聞いたことがあるが、確かにそうなのかもしれない。私の研究や執筆活動の原点であることはまちがいない。若書きだなと思うし、とくに「はじめに」は、力みすぎていて恥ずかしい気もする。ちょっとした言葉遣いに、自分の中の偏見があらわれていると思うところもある。けれどもそれらを含めて貴重な記録だと言えるのかもしれない。ベースになったのは一九九〇年前後、ボストン滞在中に出会った人々との対話や交流である。まだインターネットもスマートフォンもなかった時代である。けれども、人間の悩みや人間関係の葛藤というものはそれほど変わっていないように思う。

「はじめに」に書いたように、出会った人々の「物語化」を試みているが、そのことへの躊躇も正直なところ感じている。物語にすることでそれぞれの人を単純化してしまっていないか、私の解釈を押し付けてはいないかが気になる。ただ、結末は時間に開かれている。人生には結末などない。結末のように見えても、そこからも人生は続く。死というものがあるが、その後でさえも物語は紡がれていく。「あとがき」にあるように、この本には幾つもの時間が重層して流れている。それぞれの読者にさまざまな方向で過去と現在のあわいを味わっていただけたら、そして現在と未来のあわいを思い描いていただけたら、幸いである。

文庫化にあたって、『傷を愛せるか』に引き続き、編集は永田士郎さん、装丁は加藤賢一さん、加筆修正に関しては松村美穂さん・金井聡さん・森美緒さんに大変お世話になった。記して感謝したい。

二〇二五年三月

宮地尚子

はじめに

これから、十何回かに分けて書こうと思っているのは、私が七年ほど前に、ボストンで出会った人たちの「病いの物語」である。

物語とは何か。

一九九〇年代頃から、「物語：ナラティブ」という言葉が、あちこちの場所で聞かれるようになってきた。語り。ストーリー。あらすじ。物事の起こりとそれがもたらす帰結。伏線があり、佳境に入るにつれて緊張が高まり、クライマックス、そしてゆるやかな終焉へと向かう。サスペンス。笑いと涙。ドラマ。カタルシス。民話。神話。口承伝達の文化[1、2]。それらのことごとが「物語：ナラティブ」という言葉とともにひきだされてくる。

文学や心理学・社会科学の領域では一九八〇年代からすでに、歴史と記憶に関して、自伝やライフヒストリー研究において、心理療法において、またさまざまな研究フィールドで人と人が出会うときの「方法論」として、頻用されるようになっている。

真実とは何か、事実とは何か、経験とは何か、自己とは、または自我とは何か、アイデンティティとは何か。そういう問いに対して、唯一の事実や真実などない、確固たる不変の自己同一性なんていうものもない、それらは語られることで、その都度、生成され、構成される、と「物語論」は答える。(1)

医療人類学も、「物語論」を方法論の重要な一つに位置づけている。精神科医で医療人類学者のアーサー・クラインマンは言う。

> 病いの語りは、どのように人生の問題が作り出され、制御され、意味のあるものにされてゆくのかを教える。(3)

物語はかならずしも「事実」そのままではない。けれども、嘘やつくりごとというわけでもない。すぐれたドキュメンタリーがそうであるように、物語は問題の所在を明らかにし、核心の真実をつかみ、これから切り開くべき道すじをさし示してくれるものでもある。ボストンで私が耳を傾けた人々の語りもそのようなものだった。

物語とは何かという問いへの答えはおいおい深めていくことにしよう。ここでは、なぜ、七年も前に出会った人たちのことを今頃書こうというのかについて、触れておきたい。

私は一九八九年から九二年の間、ボストンに住んでいた。精神神経科の臨床研修を終えた後、医療人類学や文化精神医学を学ぼうと、その領域の第一人者であるハーバード大学のアーサー・クラインマンのグループのところに留学していたのだ。

研究の一つとしてはじめたのが、ボストンに住む日本人のメンタルヘルスの調査だった。五〇〇人にアンケートを送り、回答をくれた人たちのうち数十人には、直接インタビューもした。調査結果は、疫学的な分析をして論文にまとめた。海外の日本人のメンタルヘルスがどのような状態にあるのか、それには文化変容度、社会支援度などのような要因が影響しているのか、調子を崩したとき人々はどのような疾病行動をとり、何が回復につながっているのか。そんなことを調べた。現地では、メンタルヘルスハンドブックというのをまとめ、日本人会の協力のもとに配布した。また、海外在住の日本人への具体的なメンタルヘルスのアドバイスの本を分担執筆したりもした（4、5、6）。

けれど、私は、結局何も書きたいことは書けていないような気がしていた。アンケートの自由記入欄に、ぎっしりと自分の思いを綴ってくれた人たち、インタビューで自分の半生をさらけ出し、悩みや葛藤、孤独のありようを語ってくれた人たち、その人たちの声を、何も伝えられていない気がしていた。

元気いっぱいにアメリカ生活を楽しんでいる人もいれば、いまにもニューイングランドの暗く冷たい海に飛び込んでしまいそうな人もいた。何十年もアメリカの地に住み日本語がところどころ怪しくなっている人もいれば、ボストンに着いたばかりの人もいた。夢が叶ってアメリカに来た人もいれば、逃げるように日本をでてきた人もいた。

その人たちは、調査協力者であって患者ではなかったし、精神医学の枠組みをも相対化するというのが医療人類学の姿勢だったから、インタビューにおいても、私は「治療者」という立場から降りて、話を聞いていた。何が主訴で、その人の状態像はどんなで、診断は何で、どんな治療法がよいのか、そんなことを考えるのをやめて、ただひたすらその人の話に耳を傾け、その人の生活の情景を思い浮かべ、その人にとってのリアリティを感じとることに集中した。

そこに見えてきたのは、海外に住むということの意味、そのなかでの不安や孤独、希望や夢であり、それぞれの自分探しの鮮やかな姿だった。また、彼ら彼女らが離れてきた、ときには捨ててきた（けれどひきずり続けていたりする）日本社会のあり様《よう》だった。日本での学歴偏重主義や競争の論理、女性の生き方、夫婦のあり方、未だに残るイエ制度の束縛、企業社会の構造……。名づけてしまえば紋切り型にしかイメージされない問題も、個々のライフヒストリーに織り込まれ、固有の陰影を作り出していた。

精神医学的にいうと、うつ病、ＰＴＳＤ（心的外傷後ストレス障害）、パニック障害などの診断名がつく人もいた。けれど、そういう診断名ではつかみきれないもの、こぼれおちてしまうものをできることならうまくすくいだしたいと思ってきた。

七年の間、その人たちは私の心の中に息づいていた。その後、一度も会っていない人が多いにもかかわらず、イメージはむしろ鮮明になっていった。月日をかけてその人たちは「物語」として結晶化されていったのだ。

そして、それらの物語は、私自身の物語に分かち難く結びついている。心の住人たちは、私の関心をある方向に向け、私のものの見方を変え、いまでも例えばある患者さんの訴えを解釈するときに、比較したり準拠の枠組みを提供している。その人たちに会わなければ、私はその後のいろんな人との出会いを、異なる形で出会い、自分の人生の物語を異なった形で紡いでいたに違いない。だから、彼ら彼女らの話を語りながら、私は、七年前の自分を語り、いまの自分を語る。

ある人の人生を理解し、そのライフヒストリー（生活史）を書くのに、研究者は個人的資源に多くを頼る。したがって、ライフヒストリー（生活史）はある意味で……影の伝記もしくは陰画のかたちをとって……研究者個人の姿をも表象するものとなる。(7)

文献

（1）バイロン・グッド（江口重幸、他訳）『医療・合理性・経験』誠信書房、東京、二〇〇一。
（2）Cheryl Mattingly, *Healing Dramas and Clinical Plots: The Narrative Structure of Experience*. Cambridge University Press, 1998.
（3）アーサー・クラインマン（江口重幸、五木田紳、上野豪志訳）『病いの語り：慢性の病いをめぐる臨床人類学』誠信書房、東京、一九九六。
（4）宮地尚子「異文化におけるメンタルヘルスと病気行動：ボストン在住日本人の調査より」『日本保健医療行動科学会年報』八：一〇四-一二六、一九九三。
（5）宮地尚子『メンタルヘルスハンドブック』ボストン日本人会、一九九一。
（6）宗像恒次編『海外生活者のメンタルヘルス』法研、東京、一九九四。
（7）Gelya Frank, Finding the Common Denominator: A Phenomenological Critique of Life History Method. *Ethos*7; 68-94, 1979.

（一九九七年二月・二〇〇一年七月加筆修正）

〈読者へのご注意〉

本書に描かれた人物については、あくまでも、フィクションとして読んでいただけると幸いです。

本書に描かれた人物は調査に協力して下さった方々をモデルにはしていますが、細部にかなりの変更および脚色を加えており、また複数の方々を合成して登場人物にしたりしています。

孤独の物語

孤独の文脈

異文化での生活には孤独がつきものだ。いや、人生には孤独がつきものだ。孤独の経験をもたない人はいないだろう。けれど、孤独が「語り」になるとき、それは、ちょうど手紙の時候の挨拶のように、季節や風土に連なって固有の響きを奏でる。

朝田さんと最初に待ち合わせたのは、日本食料品店の店先だった。長い冬の終わりを告げる暖かい日曜日。技術者である夫の海外赴任のためボストンに来て一年弱になる彼女は、五〇歳すぎの上品な物腰の女性だ。寒そうに着込んだ真っ青のダウンジャケットは彼女の雰囲気に合わなかったが、なんとかアメリカらしさを身につけようとする努力のあらわれのようでもあった。

私の住むアパートメントまでは、すぐだった。

「精神的に狂ってるんじゃないかと思うんですよ。自分自身で……」

「どういうふうにですか?」

「……まともじゃない。食欲がなくなった。食べないと体力落ちるでしょ。そうすると指の先というかな、冷たくなってくる。同時に腸そのものが曲がるというか、ねじれる感じがする」

症状は、アメリカに来てすぐの頃からあった。けれど、「こういう考えじゃいけない」と思って「そこから逃げるようにしていた」と言う。

朝田さんは私の出したメンタルヘルスのアンケートを受け取って、すぐに返事を出した。調査用紙の中のGHQ(General Health Questionnaire)の点数はかなり高く、精神的に調子が悪いことを示していた。インタビュー調査には「是非協力したい」と記してあった。

「この国が私には合ってなかったのかしら」

私は意味を尋ねた。

「まず、車がないとどこへもこの国では行けない。行動制限されていることですね」

外出は、車を運転する夫の都合が合うときだけだ。朝田さん夫婦は市街からかなり離れて住んでいる。静かな良い街だが、地下鉄はそこまで通っていない。バスは走っているが、朝田さんは怖くて乗れない。タクシーはもっと怖い。

「それから言葉が通じない。片言でしゃべっても……。それにね、通じなかったら通じるように努力すればいいという自分がもうひとりいるわけですよ。でもしんどいわという自分も正直いる」

自分より年上で語学を始めたという人たちを見ると、まじめな朝田さんは自分もできないはずはないと思う。けれど、こうしなきゃという枠をはめ込んで、余裕をなくしてしまう自分に嫌気もさしている。そんな悪循環から出たいと思うのに、どうしても出られない。朝田さんは自分のことをよく見ている。

部屋は暖房が効いているはずなのだが、朝田さんはダウンを着て肩をすぼめたままだ。私は窓際の日溜まりにロッキングチェアを持っていって、彼女に座ってもらった。笛吹きのケトルが音を立て、私は久しぶりの日本茶を入れた。「お湯呑みがないので」と言い訳しながら、紅茶のカップを彼女に手渡した。

朝田さんには娘が二人いる。長女は札幌で子育てに忙しい。次女は朝田さんたちの渡米直前に結婚した。朝田さんは、長女にしてやったように、次女にも料理やいろいろ家事を教えこもうとはりきったが、いやがられた。「しつけは母親の仕事」「向こうの親御さんに恥ずかしくないように」という一心だったが、次女との仲は険悪になってしまった。夫には、困るのは本人だから放っておけと言われた。

アメリカに来てまもなく調子を崩したとき、次女とのごたごたが尾を引いているのかと思った。そして、夫に精神科に連れていってくれるよう頼んだ。「何かおかしい、精神状態正常じゃない、自分の思っていること全部話してみたい」と思ったのだ。夫は、「わかった。それじゃ調べておく」と言ったが、それっきりだった。

やがて、申し込んであった英語のサマースクールが始まった。午前中だけでぐったりになる集中コースで、宿題も大変で、彼女はその月に四回授業を休んだ。夫は「たった一カ月なのに四日も休むなんてだらしない」となじった。耳から入れたほうがなじめるというので、英語のテープをかけっぱなしにもしてみたが、「ダメですね、結局。使わないから」と朝田さんは言う。

一度、隣のアメリカ人に誘われて小さな集まりに行ったことがある。けれど〝How are you?〟の後がなにも続かなくて、ほかの人の会話もわからなくて、集まりが早く終わることを願いながら、顔だけニコニコしていた。それ以来英語の集まりは断っている。

朝田さんは夫の海外赴任が決まったとき嬉しかった。日本では単身赴任や残業で家庭不在に近かった夫とふれあう時間ができる。子育ても終わり、夫婦水入らず。ところが、それはお互いのずれを明らかにするだけだった。

夕方、夫が帰ってきて、さあやっと日本語がしゃべれると思うとウキウキする。けれど、いざ話をすると「女は黙って聞いていればいい」「そんな細かいことまでおれに聞かせるな」という返答で不愉快になる。もう、ものを言わないほうがいいと思ってしまう。「プライド高いっていうか。昔はあんなんじゃなかったと思うんだけど。こっちに来て、あの人はあの人で大変だと思う。いままでなら私に任せてたことも、仕事もあるし。いらついているというか、話が話になっていかないんです」

朝田さんは、次女との確執も実は、夫との問題のはけ口だったのではないかと最近思うようになった。「いつもあの子中心にして夫婦がもめてたんだな。そうするとあの子が悪いんじゃなくて、私と連れ合いの問題だったんだって。それで、こないだの夜、私は本当に娘に悪いことをしたと思う、と言ったら、結局おれが悪いのかって」

朝田さんの一日

私はお茶のおかわりをつぎ、朝田さんの平均的な一日の様子を尋ねた。

朝ろくな会話もないまま夫を送り出したら、後はずっとひとり。日本人の知り合いもいなくはない。けれど、みんな忙しいから、暇な自分の愚痴なんて聞きたくないだろうと思う。

「週に一回買い物に行くだけ。後は、ほとんど家の中……。だから、まず足の裏から伝わってくる感触がものすごくこたえる。硬いっていうか、床そのものが……」

畳じゃないということではないらしい。

「なにか建築素材そのものが硬質にできてる感じで、頭まで響いてくる感じで……。まったくのタイルなのね。もちろん絨毯も敷いてますけど、そこに一日中……、それだけで疲れる……」

絨毯を敷いても硬い床というのはうまく想像できなかったが、足から冷え冷えとする感じは伝わってきた。

　彼女の感情は、身体感覚に彩られて語られる。お風呂の床が滑りやすいこと、だからよけいな力が入って疲れてしまい、お風呂に入る気もなくなってきたこと。暇だから、日本語の活字を追うこと。それで、目の神経を使いすぎて、頭が重くなったり首が凝ったりすること。更年期が続いているのか、急に寒気がしたり、かと思えば汗をかいたり、動悸がしたりすること。微熱が続くこと。歯が痛くて、夫に歯医者に連れていってもらったら、説明もなしに歯を抜かれショックだったこと。それ以降、ものがうまく噛めないこと。

「自分で思うんですよ。こうやってストレスがたまって、なんか胸の辺がひっくり返りそうにしているときは、顔も険悪になってるんだろうって」

　だから、朝田さんは、鏡の前に立って「今日はきれいよね」と自分で言ってみたりする。鏡に話しかけて、笑顔を映して、ほっと安心する。

　クラシックが好きなので、音楽に没頭することもある。運動にもなると思って、シンフォニーに合わせて名指揮者の真似をしたりもする。うっとりと首を大きく揺らしながら、腕を広げタクトをふるう。舞踊組曲だったら踊ってみたりもする。

誰もいない部屋の「冷たくて硬い床」でバレリーナの真似をする朝田さん。動作を少しやってみせた後、あげていた腕をすとんと落とし、朝田さんはハンカチで目をおおった。

彼女は日本に帰ることを何度も考えた。けれど踏み切れない。

「女は三界に家なしって言いますよね。結婚した娘夫婦が、私たちの家に住んでるんです。おさんどん（食事の仕度）でも手伝えればいいけど、いまは役立たずだし。私の実家は遠いから病院に通えないし。結局私の帰る場所はない。二、三カ月ならいいけど、だめになっても居る場所がない」

夫が迎えにくる時間が近づいた。「私ね、まだあなたの前でずいぶんいいかっこしてる。だから本当に、催眠術かなにかでウワーッと全部吐き出したい。そういうことってできるんですかね」

よければまた話を聞かせてほしいとだけ私は伝えた。

物語の混線

その夜、朝田さんから電話があった。めちゃくちゃな話を聞かせてすまない、近々夕食に招待したいという内容だった。医者と患者ではなく、ボストンに住む日本人同士。彼女の壊れそうなプライドが透けてみえた。次の電話は二日後だった。すでに泣き声まじりだった。

「人生には色々なことがありますね……」

彼女は高ぶった声で、私と会えたのが嬉しかったこと、次の週の初めに会いたいことをいい募《つの》った。性急な依頼に戸惑い、私が手帳をくっている間に、彼女は我に返り、またかけますと言って電話を切った。

窓際のテーブルには野草のドライフラワー。壁にはピーター・ラビットのポスター。私は朝田さんがこの前座った椅子に座り、部屋を見回した。ルームメイトの趣味でそろえたこのリビングルームが、彼女の目にどう映っただろうと、ふと思った。

三週間後に会った彼女は少し老けて見えた。化粧もしていなかった。

彼女の語りは、また身体感覚から始まった。食べない、動けない。胃が小さくなるから食べなければと思うが、咀嚼《そしやく》するのがめんどくさい。お米を一粒ずつ噛んでしまって喉に入っていかない。

聞いているほうまで身体が重くなりそうだ。それを察してか、朝田さんは、

「こういう状態って、周りにも決していい影響を与えないと思う。周りを暗くして、周りもとげとげしてくる。でも甘えもあるから、一言くらいいたわってくれてもいいんじゃないかって」

話は自然に夫のことに向いていく。

実は、彼女の夫はうつ病の経験がある。朝起きられなくなって、数カ月仕事を休んでいた。がんばれと励ましてはいけない、と医師に言われて、彼女は一生懸命気遣い、支えになった。夫が散歩に行くのも心配で、でもいらつかせないよう、後ろからついて行ったこともある。

けれどいまは、ぼおっとしていて夫の声に気づかずにいると、「日本語も通じなくなったのか」と言われる。目が疲れてかすむと言うと、「こんどは目が見えなくなってるんだってよ」と笑い飛ばされる。夕食後、車でプイッと出かけてしまい、寝室には戻ってこない。

しかし、朝田さんは、夫のせいというのも「本当は違うのかもしれない」と思うようになっている。

彼女は数日前の電話で、私に霊の話をした。神は世界を科学なしにつくった。楽な方向に逃げようとすると、子孫が苦しむ。かなり断片的だった。私が彼女に、会って話をすることを勧めたのもそのためだった。

「背後霊っていうか、昔自分と同じ思いをした誰かが、いま自分の身体を通して救いを求めている。だから連れ合いに甘えて、私の気持ちわかんないの？　と言ってみてもしょうがない」

　二カ月ほど前に、朝田さんはキリスト教信者の日本人と知り合い、その人からビデオを借りた。講演を撮っただけのビデオだが、日本語というだけで嬉しかった。借りたのは序論の部分で、人間の成り立ちから始まり、肉体が消滅しても魂は不滅だとか、因果はめぐるとかいう話になっていった。仏教もキリスト教も言ってることは同じだ。朝田さんは自分の苦しみも因縁のせいのような気がしてきた。

「自分自身おかしいことわかってますでしょ。でも、誰かが過去で悩んでたことが、私の身体を通して、心を通して出てきてるんじゃないかって。私が悩んでいた人の立場になって祈るというか、立ち上がらせてあげないと自分も立ち上がれない。もうしんどいのイヤって言って短絡的な方法を採れば、またその人は別の人を通して出てくるだろうという感じ。なんとかしなきゃという気持ちと、そういうことできるかしらという気持ちと」

自分が立ち直れたら、その流れはストップする。因縁論を話している彼女の声は、それまでより張りがあった。私の目を強く見つめていた。自分のためでなく、他の人のために苦しみを乗り越えるというストーリーに救いを見出したのだろうか。自分が苦しんでいることに納得がいったのだろうか。彼女自身揺れているようだった。少なくとも、夫のことを言葉に出すよりは、ラクなようだった。私は因縁論をそのまま聞き続けていいものか迷った。

窓の外に植えられた木は、青い芽を芽吹かせている。私は芽の数を数えながら、朝田さんのこれまでの語りを黙って反芻《はんすう》した。車のこと、次女のこと、英語のこと、夫のこと……。ふと見ると、朝田さんもまぶしそうに外を見ていた。その日もいい天気だった。

季節はめぐる

「孤独な人に悪魔が来る」と、悪魔祓いを行なうスリランカの村人は言う[1]。孤独は、確かに人の心をまどわせる。そばに誰もいない孤独であれ、誰かがいる孤独であれ。

朝田さんは、それからしばらくして、歯の治療を受けに一時日本に帰ることにした。「ついでに」かかりつけの医者に行って、うつのことも相談するつもりだ。すでに季節はめぐり、窓の外の木は葉を幾重にも繁らせ、窓際のドライフラワーは黄水仙の鉢植えに代わっている。

聞き手のいない孤独の物語、もしくは物語の孤独。孤独は思わぬ妄想を生むこともあれば、真実を映すこともある。メイ・サートンは言う。

ひとりでいることの価値――その価値のひとつ――はいうまでもなく、内部からの襲撃に対して衝撃を弱めるクッションの何ひとつないことであり、それはちょうど、とくにストレスや抑鬱のひどいとき、バランスの助けになるなにものもないことと同様である。（中略）けれど、どんなに辛かろうと、その嵐は真実をたくわえているかもしれない。時には気持ちのふさぎにただ耐えて、それが明るみに出すもの、要求するものを見つめるほかはない。(2)

文献

（1）上田紀行『スリランカの悪魔祓い：イメージと癒しのコスモロジー』徳間書店、東京、一九九〇。
（2）メイ・サートン（武田尚子訳）『独り居の日記』みすず書房、東京、一九九一。

（一九九八年三月）

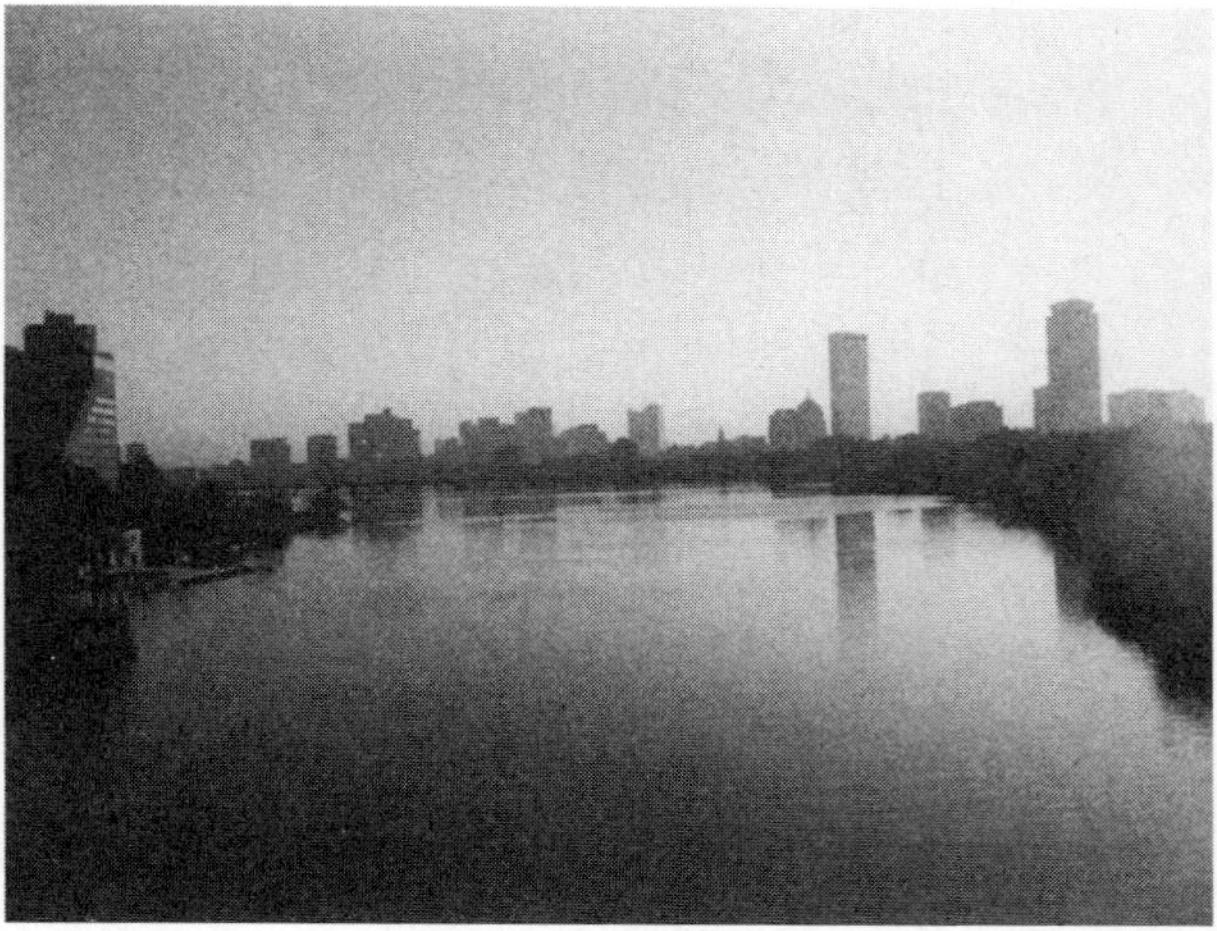

ボストンの街並

アメリカン・ドリーム

板前

中学校の頃、生徒会長だったという石野仁さんは、背は高くないが骨格のがっちりした、見るからの好青年だ。年は二〇代後半、ボストンでも有名な日本料理屋の板前である。約束の喫茶店に現れた彼は、淡いピンク色のポロシャツとチノパンツという出で立ちで、それが不思議なほどよく似合う。休日は板前らしくなく過ごしたいのだという。

私の出したアンケート調査で、彼の精神健康度は抜群だった。メンタルヘルスの全体像を見るために、元気な人にもたくさんインタビューさせてもらったのだが、私が石野仁さんに会ったのには少し別な理由があった。彼は、調査票回答者の二百数十人のうちで唯一の中卒男性だったのだ。ボストンは企業や大学から派遣されたいわゆる「エリート日本人」が目立つ街だ。中卒ということそのものに大きな意味があるわけではない。ただ、すでに高校進学率が非常に高い世代の彼が、中卒後どういう経緯でアメリカに渡り、いまの生活をどう感じているかに私は興味をひかれた。

挨拶もそこそこに、仁さんは自分の「生き様《ざま》」を語り始めた。仁さんは中学ですでに板前になろうと決めていた。だから「もう、こうやって授業を受ける機会はない」と思い勉強はしっかりした。成績も悪くなかった。周りにはいつも友だちが集まっていた。生徒会長の選挙も圧勝だった。文化祭、体育祭、どれも彼を中心に物事が動いた。

中学を卒業して、住み込みで割烹料理屋に弟子入りした。教師は「人生捨てるようなもんだ」と反対した。サラリーマンの父親とパート勤めの母親も「そんな苦労をしなくても」といったが、彼の意志は堅かった。二歳下の弟は「普通に」高校、大学と進み、卒業後は地元の銀行に就職した。

仁さんは最初の割烹料理屋には二年ほど勤め、その後修行を積もうと寿司専門の店に移った。けれど、料理の技をじっくり学べる雰囲気がなかったので、いくつかの料理屋を渡り歩いた。そうこうするうちに、板前仲間が勤める大手企業の系列レストランのアメリカ進出の噂を聞きつけた。

板前の仕事は好きだが、こそこそ秘伝を隠す職人気質や閉鎖的な雰囲気に嫌気がさしていた彼は、アメリカに強く惹かれた。学歴なんて関係ないはずの職場で、三流大学を出たオーナーの息子にえらそうにされるのもあきあきだ。アメリカに行こう。ふところのせまい島国根性からはさよならだ。ほどなく彼は勤め先をやめ、仲間の紹介で系列レストランに入った。

西海岸にまず店がでた。入りたての彼は選ばれなかった。それからは信用を得ようとがんばった。英語は、客で来ていたアメリカ人の女の子と友だちになり練習した。そして半年後、第二号店のボストン行きに計画通り選ばれたのだった。

夢の実現

それから三年。一年目は、ただがむしゃらに仕事をした。車を買い、自由にあちこち動きまわってアメリカ生活の醍醐味を味わえるようになったのが二年目。職場の上司との衝突がないわけではないが、日本のときほど陰湿ではない。自分より後に日本からきた後輩や、バイトの留学生たちからも頼りにされている。

付き合いも忙しい。シェフの集まりのグループでは月一回、持ち回りで料理をつくり、皆で品評し合う。さまざまな文化の料理を覚えられるし、シェフ同士仲良くなれる。コツを隠すなんてせこいことは誰もしない。

実は最近、そのつてで料理長としてヘッドハンティングされたところだ。アメリカでも料理長は花形スター、副料理長とは任される権限も給料も雲泥の差だ。

仁さんはアメリカが大好きだ。このまま永住したい。アメリカは、いろんなものが見られる大きな国だ。自分が「普通の日本人」じゃないからかもしれない。こっちに来てからすべてが順調だからかもしれない。うまくいきすぎて怖いくらいだ。

インタビューの最後に、彼はもうすぐ結婚するという話をつけ加えた。相手は、二世の中国系アメリカ人。レンタルビデオショップを経営する若手実業家だという。彼女との出会いはこんなだった。

友人のホームパーティーに、仕事が長引いてお開きの時間に着いてしまった彼は、お腹がぺこぺこだった。でももう料理は残っていない。がっかりして帰ろうとしたとき、にこやかに入ってきたのがジョイスだった。彼女はパーティーの始まる時間を間違えてゆっくり来たのだ。しかもお手製の中華料理を両手に抱えて。パーティーは星空のもと、ふたりだけのディナーになった。

まるで、映画のようである。

「アメリカン・ドリーム」。移民にも等しく開かれた夢。それは夢だ。実現する確率は低い。希望にしがみつき、浮足だってさまようだけの人も多い。けれど、ときどき確かに夢は実現する。

新しい店に食べにいく約束をして、私は仁さんと別れた。店に寄る機会はなかなかなかったが、近くを車で通るたび、私はなにか元気が出るような気がしていた。アメリカン・ドリームって、ほんとにあるんだ。

安定という言葉をむりやり軽蔑し、チャンスに賭ける人たち。そんな若さが街の隅々に漂っている国。その国の一員として、仁さんはしっかり自分の空間を築いている。

暗転

半年後、仁さんから遠慮がちな電話があった。

「カミさんが、日本の文化もわかる精神科の先生に話を聞いてもらおうっていってるから、時間とってもらえませんか」

約束の日、仁さんとジョイスは連れだって現れた。ジョイスはジーンズ姿で化粧っけが薄く、長い髪を後ろで束ねている。こころもち緊張した顔で、ジョイスが切り出す。英語は速く、なまりもない。当たり前だ。ボストンで生まれ育ったのだから。といっても、中華街に親戚が多く、中国語も堪能だ。

「私たちは、いま結婚の危機にある。いったい何がふたりの間におきているのか知らなきゃいけない。問題は仁の行動にある」

最初は、ジャマイカへのハネムーンから帰ってきた直後だった。

休暇中にたまった仕事の打ち合わせで、ジョイスの帰宅が遅れた。たまたま仁さんは定休日だった。

帰ってきたら、仁さんは不機嫌そうにソファでテレビを見ていた。食卓にはきれいに盛った和洋取り合わせの料理があった。仁さんが腕を振るって待ってくれていたのに気づいたジョイスは、「おいしそうね」と明るい声をだした。

仁さんは、「もう冷え切ってるよ」といった。こめられた皮肉にジョイスは気づかない振りをして、「電子レンジで温めれば十分よ」とお皿に手を伸ばした。

そのとき、右肩に激しい痛みが走った。テレビのリモコンが一瞬舞い上がった後落ちてきて皿にあたり、大きな音を立てた。仁さんが自分に向かってリモコンを投げたことに気づいたジョイスは、呆然とした。

「レンジなんかで温めたら、味がだいなしだ！」

ドアを思いっきり激しく閉じて、仁さんは自分の部屋にこもった。ソファには、ビールの空き缶がいくつか、ぐしゃぐしゃに崩れて落ちていた。

次の日、仁さんは朝早く仕事に出かけ、帰るのもジョイスがベッドに入った後だった。けれど、次の朝、テーブルに小さな花束があった。「愛するジョイスへ」と書かれたカードがついていた。

しばらく仁さんはとても優しくて、映画だのジャズコンサートだのにジョイスをエスコートした。ふとしたことで仁さんの気分がころっと変わるのに彼女は気づくようになったが、甘い新婚生活がしばし続いた。

次は、顔だった。

ジョイスは自分が何をいったか覚えていない。普通の会話をしていたと思ったら、突然仁さんの表情が変わって、髪をひっつかみ、ジョイスを椅子から引きずり上げ、頰を平手打ちした。よろめく彼女の頰を何度か仁さんの手が往復した。

そして、首。

ジョイスが仁さんの車を運転していて、車体の横に傷をいれてしまった。仁さんはそれを聞いて怒りだした。「俺の車だぞ」と。「なぜ傷がいったのかくらい聞いてから文句をいってよ」とジョイスはいった。「私の家では、小さい頃から、まず事情を聞いてから相手の批判をしろといわれて育ったわ」

仁さんは、すぐに言い返す言葉が見つからないのか、一瞬黙り込んだ。その後は、前と一緒だった。表情が変わり、目つきが変わる。髪をつかみ、頬を平手打ちする。けれど、ジョイスは言い返した。「暴力に訴えるなんて卑怯よ。あなたはアニマルよ。未熟な子どもよ」

仁さんは、今度はジョイスの首をつかみ、部屋の隅まで引っぱっていった。そして、両手で彼女の首を壁におしつけ、「殺してやるぞ」といった。

言い分

仁さんは、借りてきた猫のようにおとなしく、ジョイスの説明を聞いている。ジョイスは別れたいわけではないという。「結婚は契約じゃないんだから」と。

「けれど、いつもビクビクして暮らすのはいや。火山の噴火みたいに突然荒れ狂う。私は奴隷でもないし、パンチング・バッグでもない。暴力は許せない。二度としないでほしい」

自分の両親に相談すれば、すぐに離婚しろというだろうから、まだ相談はしていない。

仁さんの英語は下手ではないが、細かいニュアンスを伝えられるものではない。だから、私は仁さんと日本語で話した。ジョイスも私に日本語で彼の真意を聞き出してほしいと望んでいた。

「こんな相談みっともないですよね」。仁さんは以前と打って変わって、口が重かった。それでも、次のようなことをぽつぽつと語った。

「察してほしいんですよね。仕事で疲れて帰って来ても、こちらでは夫婦は緊張関係っていうか。夫としての役割が期待されるっていうか」

「男だから、いちいち文句言うの恥ずかしいっていうか。男は黙って……っていうじゃないですか。これでも言わないで我慢してるんですよ。言ったら喧嘩になるから」

「それに、彼女の言うこと、いつも正しい。正しくて、言い返せないからよけいフラストレーションがたまる。だいたい英語ですよ。勝てるはずがない」

「もうちょっとね。甘えたいっていうか。言葉じゃなく優しくしてもらいたい。こいつ、鈍いんじゃないかって思うときがある。アメリカ人だから仕方ないってことかもしれないけど」

私は、仁さんの言い分をジョイスに伝えた。「鈍いんじゃないか」というところはニュアンスを少し弱くした。彼女は反論した。

「言わずに我慢してても態度にでるなら、言ったほうがまし！　問題を避けたままにするなんて未熟！　逃げないで、ちゃんと言葉で向き合って！」

仁さんは再び黙り込んだ。

ジョイスは、とうとう心の奥の疑念を口にした。「仁はグリーンカード（アメリカの永住権）が欲しくて私と結婚したんじゃないの？　一緒に住むのも、結婚するのもあんなに急いでたのに、いまは私と一緒にいたがらない。愛してるなんて嘘よ」

「ジョイスのことは大事だ。でも、仕事が週六日、毎日一二〜一四時間ある。休みの時はゴルフだってしたい。いつも一緒に顔つきあわせているのは疲れる」

仁さんは答えた。

ふたりは私を仲介にお互いの思いをぶつけ、幾分かの誤解は解け、幾分かのわだかまりは残った。ジョイスはしばらくカップルでのカウンセリングを続けたいといった。仁さんは反対しなかった。次の約束の日を決め、ふたりは帰っていった。

次の約束に現れたのはジョイスだけだった。その次もそうだった。

「悩み事はあっても、彼女に相談する。彼女はいいことと悪いことをわけて箇条書きにしろっていうんだ。たよりになるよ。ささいなことで食い違って、カッとなることもあるけど、なるべく話をするようにしている。育ってきた文化が違うから、話さないとわからないから」仁さんは以前、そう語っていたのに。

私は、仁さんの援助役としては早々に失敗したことに気づいた。援助自体を仁さんは拒否していたのだから、誰がやっても失敗したのかもしれないが。

やがてふたりは別居することになった。仁さんは新しく移ったレストランの経営陣と衝突を起こし、仕事に行っていないらしい。家からは出ていくが、レストランから所在をたずねる電話があってわかったのだ。

ジョイスも深く傷ついていた。集中力がなくて、何度か仕事で失敗をした。家でもぼーっとして眠れないまま朝になる。「しっかり者のジョイス」の演技は崩れていった。彼女はしばらく仕事を共同経営者に預け、西海岸の学生時代の友人のところでゆっくりすることになった。

また、一年がたった。

日本人向けのカフェテリアの集まる建物がある。ラーメン、カレー、うどん、丼、そんな気の使わないものが食べられる。味は知れているが、値段は安いしチップも要らない。マンガや週刊誌もある。ここのおかげで独身日本人男性のメンタルヘルスは大幅に改善されたに違いないと私は秘かに思う場所だった。かくいう私もよく利用していた。

ある日、一番奥の定食屋に入った。

「はい、トン定」。アツアツの豚カツの皿とご飯、味噌汁、サラダ。いつものパターンに加えて、なぜか小鯵のからあげの一品料理がついてきた。

「こんなの頼んでないけど」というと、日本人のアルバイトは奥をあごでさし「サービスだって」とぶっきらぼうにいった。暗くてはっきりしないが、カウンターの奥に会釈する顔が見えた。仁さんだった。小鯵のからあげはおいしかった。食べ終わってお勘定と一緒にカウンターに向かった。

「ここにいるとは知らなかったわ」

言ってしまってから、皮肉に聞こえたのではないかと心配した。「お元気ですか?」とあわてて続けた。彼は「ええ、どうにかやってます」と言いながら、視線を手元のフライパンに戻した。

新しい注文が入った。それ以上の会話は無理だった。「とってもおいしかった。ありがとう」

彼は会釈を返した。

アメリカン・ドリームと物語の暗転。けれど、そもそもライフヒストリーは、時と場所、語る相手によって変わる多層的なものだ。前半の夢の実現の物語も、エピソードの取捨選択の上に成り立っている。そぐわないエピソードは、香辛料程度に盛り込まれるにすぎない。

それに物語は常に開かれ、予想外のエピソードを待つ。本人も、次に何が起こるかわからないミステリー小説の読者のひとりなのだ。

ドメスティック・バイオレンス(夫や恋人からの暴力)の問題は、日本では最近ようやく可視化されてきた。「夫婦喧嘩は犬も食わない」という常識に、専門家といわれる人たちも感性を鈍らされていた。精神医学も例外ではない。

なまじ文化精神医学、医療人類学をやっていると、文化的特性、たとえば「日本独特の甘え、察し、以心伝心」「アメリカの言語や論理の重視」といった対比で説明してしまいがちになる。しかし、ドメスティック・バイオレンスの文献を読んでいると、仁さんの行為が日本人男性特有のものではないことがよく見えてくる。甘え、察し、以心伝心。それを期待する側とされる側、要求して満たされなければ罰を与える側と要求され満たすことができないと罰を受ける側。男女間の力関係。

文化の軸。ジェンダーの軸。ケースは常にいくつもの軸が交差するところで生まれてくるのだから、ひとつの軸に問題を収斂《しゅうれん》させたいわけではない。ただ、異文化間の通訳の役割が求められるときと、カップルの治療をするときでは、それぞれ別の陥りやすい罠がある。ジョイスは西海岸でゆっくり元気を回復できただろうか。

（一九九八年八月）

移民候補生

移民という言葉

移民という言葉にはどこか遠い響きがある。明治時代あたりに和歌山などからアメリカの開拓に行った人たち。船で何十日も揺られて太平洋を渡った人たち。もしくは新天地を求めて大西洋を越え、アメリカの建国に燃えたヨーロッパからの人たち。移民の「歴史」はあっても移民の「現在」は頭にない。あったとしてもそれはベトナムやハイチやキューバからの難民たちだけのイメージ。

だから、自分の調査が「移民のメンタルヘルス」とある研究会で紹介されたとき、私は少しびっくりした。ボストン在住の日本人たちから話を聞かせてもらうこと。確かにそれは、移民になるかどうかの分岐点を、移民が誕生していく瞬間を、移民としての暮らし向きを、私が理解していく過程だった。そのとき遅ればせながらやっとそう気づいた。

今回の登場人物も移民のなりかけ、「移民候補生」である。

民族誌（エスノグラフィ）を書く際の実験的な手法のひとつである一人称の語り口を用いて、移民になっていく動機やプロセスを少し追ってみたい。

アトピーのミュージシャン

「いま？　学生。バークリー音楽院って知ってる？　そう。やっぱりかっこいい？　実はバークリーで勉強してるっていうとモテるんだよね。で、よく日本から来た女の子に頼まれてボストンの案内とかして。興味ないから手ださないんだけど、そしたら「私を大事にしてくれるのね」なんてよけいもてちゃう。違うのにさ。

男はみんな女と寝たがるって、よっぽど刷り込まれてるんだろうね。そんな奴ばっかりじゃないのにね。

あ、そんな話どうでもいいんだよね。

生まれは秋田。自己紹介には都合がいい。「犬好きかい？　じゃ、アキタって知ってるだろ。シベリアン・ハスキーに似た奴。そのアキタと同じところからぼくは来たんだ」。そんなふうにやれば、必ず覚えてもらえる。ちなみにアキタはね、アキータって、キにアクセントつけて発音するんだよ。

で、中学卒業して、秋田から東京の音楽専門の高校に行ったんだよ。そっちの方面じゃ有名な高校。ずっとクラシックギター教えてくれてた先生が、見込みあるからって推薦してくれたんだ。ギター好きだったしね。それで身を立てられるんだったらって、夢見て上京したわけですよ。秋田とクラシックギターがなんかイメージ合わないって？　ほっといてよ。

でも正直辛かったね。高校は。好きな音楽のはずなのに、みんな周りの実力ばっかり気にしてさ。あと、先生にどうやって気に入られるかと。全然違うんだよ、教え方が。個人指導が勝負の世界だから大変。ま、学校のことだけじゃなくいろいろあって……。高校のことはあんまり話したくないんだよね。思い出すだけでアトピーがひどくなるんだよ。アトピーのミュージシャンなんてかっこわるいじゃない。そういえばアトピーも高校から始まったんだよね。

親元離れてたからかって？　それもないわけじゃないけど……。あのまま田舎にいた方がたいへんだっただろうし……。ま、勘弁してよ。そのへんは。

とにかく、そのまま日本の音大にはとてもじゃないけど入れる状態じゃなくて。精神的にも、成績もね。でも田舎に帰るわけにもいかないし。浪人ってことで親に仕送りしてもらって東京にしばらくいた。親？　全然金持ちじゃない。でも、共働きだからどうにかなったんじゃない？　確かに音楽系ってカネかかるんだよね。まわり金持ちのムスメ、ムスコが多かった。うちのおふくろ国立病院の婦長さんなんだよ。なんとかギョク賞とかいう勲章もらうまで辞めないっていまもがんばってる。親父？　普通のサラリーマン。影の薄い……」

調査解答用紙

アンケート調査回答によると、名前は上野昌志さん。二六歳。ボストン在住歴二年。帰国予定は未定。精神健康度は一点で非常に良好。ソーシャルサポート尺度一三点で良好。文化変容度は四点でややアメリカ寄り。インタビュー協力の意思あり。質問およびコメント欄には「おもしろそう。それとアトピーのいい治療法あったら紹介して欲しい」と書いてある。

調査の回答の概要を見直して、ふと目を上げたとき、店に飛び込んできたのが彼だった。人なつこそうな笑顔。Tシャツに膝上でちょんぎったジーンズ。髪は昔流行ったテクノが散髪せずにのびてしまった感じ。

こちらの質問に敏感に反応して、サービス精神旺盛に答えてくれる。掛け合い漫才のように話が広がっていく。渡米のきっかけを聞こうとしたら、生い立ちから話が始まった。饒舌だが、心地よい饒舌さだ。彼の話はアメリカ生活にさしかかる。

アメリカ生活

「東京にいる間に国外脱出の計画を立てて、そのへんはまた大変なものがあったんだけど、二学期分だけ奨学金をもらえることになって、それで親を説得して、どうにかバークリーに入り込んだのが二年前。

バークリーは悪くなかった。やる気になればどんどん課題も与えてくれる。その課題がなかなか手に負えなかったりはするんだけど。少なくとも日本みたいな強制はない。ただ自分のエネルギーが落ちたら誰も助けてくれない。気分が滅入ってても元気なふりしなきゃ相手にしてもらえない。下手でも、目をギラギラ、意欲みせてるほうがこっちじゃ評価されるみたい。「ちょっと荒削りだけど、新しい可能性を模索している」なんて評価でレポートが返ってくる。

そう。書く宿題もある。ギターなのに何を書くかって？　言い忘れてたね。バークリーで専攻変えたんだよ、作曲に。うん、自分で見切りつけたっていうか。日本じゃこれでも将来を嘱望されてたんだけど、自分で言っても信用されないって？　ほんとだよ。でもこっちにはぼくくらいうまい奴ごろごろいる。来てすぐの頃、クラスの奴の演奏聞いてさ、チェコかポーランドか忘れたけど東欧から来た奴で、いつもすれた衿のシャツと膝の抜けたズボンの着たきり雀で、英語もすげえ訛りなんだけど、いったんギターの弦に触れたら、もうそこらの景色が変わるっていうか……。それに奴の横顔がね、神様みたいなんだよ、ギター弾いてる間。日頃はどっかのホームレスみたいなのに。

作曲を選んだのはね、高校の頃、唯一楽しんだ科目だったから。気楽だったからね。作曲家になることだけはありえないって思ってたから、好きな音楽をつくってた。いったん主専攻にしちゃうとそのへんも少し変わるのかもしれないね……。

ギターはいまもときどき弾いてるよ。奴みたいに世界を変えることはできないけど。たまに小遣い稼ぎに結婚式とかで演奏したり。生活費稼がなきゃいけないからね。親からは学費だけの仕送り。

実はいま学校は籍だけおいてる状態。気になってはいるけど、単位とって卒業したら就職が決まるって商売でもないからね。先輩でニューヨークでジャズフルートで身を立てようとしてる人いるけど、やっぱ大変みたい。音楽は世界共通ったって、やっぱアジア系の人間が何をわかるんだって偏見、あるからね」

お説教

「学校行かないで何してるって？　ウェイターのバイトでしょ。あとはなんだろなあ。なんとなく毎日が過ぎていく感じ。なんで、みんなそう説明求めたがるんだろうね。「なんでボストンにいるの？」って。

日本食レストランのウェイターかウェイトレスしてる奴って、なんとなくのほほんとこっちに住んでいたい奴って多いと思うんだけどね。そういう奴にさ、レストランに来た客が説教したりするんだよ。「そんな生き方してたら社会に取り残されるよ」なんてさ。商社マンとか、お役所からの派遣生。あいつらカネ持ってるからよく来るんだ。取り残されるの一番こわがってるのは、あいつらだよね。そんなこと口に出さないけど。一応客だから。

でもぼくは絡まれても大丈夫。「バークリーに行ってます」って言ったら、目を輝かせて「ぼくもバンドやってたんだよね。音楽も競争大変だろうけど、第二のナベサダになれよ。コンサートには花束届けてやるからな」なんて、わかったふりしてさ。ほかの奴らが「でもオレ、こいつが学校に行ってるの見たことないですよ」とか言ったりするんだけど、すかさず「いま授業料が払えなくって。田舎に仕送りあんまり頼むのも辛いし、一生懸命バイトしてんですよ」って言うんだ。そしたら「そうか、大変だなあ」なんて目潤ませたりしてさ。たまにチップ弾んでくれたり。ま、日本人客はチップけちるから、弾んでもらっても大したことないんだけど」

グリーンカード

「いま、グリーンカードに応募してるんだよ。抽選でアメリカ永住権が手に入るんだ。

弁護士とか代行業みたいのが日本語新聞に宣伝載せてるけど、あんなのいらない。とにかくたくさんハガキを出せばいいんだ。ぼく？　五〇枚。二〇〇枚とか出してる奴もいるよ。あんまり多すぎても良くないって噂もあるけど。あれってデマかな。足の引っ張り合いかもね。

移民？　そうか。ぼくみたいな人間も移民になるのか、グリーンカードにあたったら……。そういや、イミグレーションビザって移民ビザってことだよね。学生で来るときもたくさん書類書かされたもんなあ。いやぼくはいまもちゃんとビザ持ってるよ、他のウェイターたちと違って。バークリーさまさまだよ」

カストロ通り

「ホントはサンフランシスコに行きたいな、って思ってるんだよね。でもいまバークリーの籍抜いたら、不法滞在になっちゃうし。グリーンカードあたったらどこにでも行けるんだけどね。何でサンフランシスコかって？　カストロ通りって面白いところがあって、そこに住んでみたいなあって。え？　知ってる？　まずいな。ハーヴェイ・ミルクも？　ほんと、よくご存知ですね。ぼくのほうがよく知ってるって？　いや、ゲイに詳しい友だちがいるだけですよ、友だち。フツーの友だち。怪しい関係じゃないよ。

え？　ゲイパレード？　ああ、見に行った。すごいよね、あのエネルギー。圧倒されるっていうか、うらやましいっていうか、ちょっと恐いっていうか……。だって後でバッシングとかすごいんじゃないかってさ。パレードだから気分盛り上がってあんなに堂々と素顔見せてるけど、次の日仕事場で「昨日見たぜ」なんてニヤッと笑われたらどうすんだろね。ロッカーかなんかに「おかま」とか落書きされたりしてさ。仲間はそんなときにはそばにいないってこと、パレードの一瞬は忘れちゃうんだろうなあ。

いや、ぼくは関係ないよ。だからゲイじゃないって。友だちに連れていかれただけだって。なんでそう思われるんだろうね。彼女の話とかでてこないって？　いや、もてないからですよ。もてるって？　好きな女の子には全然なんすよ。この前もね、学校に久しぶりに行ったら、ずっと前一緒に授業うけてた女の子が歩いてて、実はあこがれの人だったんだけど、声もかけられなかったもん。

話がわざとらしいって？　ま、いいじゃないですか。

それよりアトピーのいい治し方教えてよ。うん、東京いたときからあったよ。そうだね、東京にいたときから比べるといまのほうがすごくまし。言わなきゃわかんないでしょ？　アトピーだって。首筋は結構めだつけどね。え？　それなら、ずっとアメリカいたほうがいいって？　実はぼくもそう思ってるんだよね」

移住と精神障害

実際の移住のプロセスにはいくつもの要因や偶然が重なっている。動機といわれるものも、たんに説明を求められたときのためのアリバイだったり、自分自身をだまして気持ちを落ち着けるための道具であったりする。

ただ、私はボストン在住の日本人にインタビューをしていく中で、渡米の動機が日本での息苦しさ（生き難さといってもいいかもしれない）から来ている人がどれほど多いかに驚かされてきた。永住目的の人や帰国未定の人は特にそうだ。

受験地獄とその失敗、嫁姑問題の確執、仕事での挫折、適齢期を越えた女性、離婚経験者。インタビューの中で語ってくれるものだけでもたくさんあった。今回の上野さんのようにはっきりとは言明しない、もしくは言明しにくいような状況を抱えている人も少なくはないだろう。日本社会でのマイノリティであること。たとえば在日コリアン、被差別部落出身者、ゲイやレズビアン、トランスジェンダーの人たち。それから自己破産した人、スキャンダルに巻き込まれた人、犯罪者の家族などなど。隠れた動機は、人間の数だけ、秘密の数だけあるに違いない。

従来、海外移住者には精神障害の発生率が高いということがいわれてきた。その理由としては、元々精神的に脆弱な人が移住することが多いという社会選択説と、異文化適応の困難に直面するためであるとする社会起因説があげられてきた。けれども近年では、移住そのものが精神障害の率を高める要因なのではなく、移住に付随するいくつかの危険因子が障害の原因になるという考え方に変わりつつある。そしてなぜ移住者が高率に障害に陥るのかではなく、どんな条件の下で高率に精神障害を発症しやすいのかというふうに、問いの形も変えられつつある。

私自身も調査をしていく中で、移住を精神病理の促進要因とみなすのは一面的だと感じるようになった。実際、上野さんと同様、日本にいたときより海外での方が健康になったという人は少なくないし、水を得た魚のようになる人だってたくさんいる。逆社会起因説とでもいうのか、日本社会にうまく適応できず、海外の異文化に住むことで精神的に安定する人も多いのかもしれない。

移住に伴うもっとも大きなストレス要因を野田は以下のように整理している。1．移住に伴う社会的・経済的地位の低下。2．移住した国の言葉が話せないこと。3．家族離散、もしくは家族との別離。4．受け入れ国の友好的態度の欠如。5．同じ文化圏の人々に接触できないこと。6．移住に先立つ心傷体験もしくは持続したストレス。7．老齢期と思春期世代。(1)

これを裏返してみれば、1'．日本で社会的・経済的地位が低く抑えられていた人、3'．家族そのものがストレス因である時、4'．日本社会の友好的態度の欠如、5'．同じ文化圏（ここではサブカルチャーという意味で）の人々に接触できること、などは、移住での適応のための好条件ともいえる。

移住者が一時滞在者にとどまるか、移民（永住者）になっていくかの境界はそれほどはっきりしたものではない。特に国際的交通手段が発達したいまは、移住者は出身国と受け入れ国を天秤にかけて、常に揺れている。

移住者の選択を見ていると日本が見えてくる。移住者のメンタルヘルスを考える際には、出身国についての視点がもっと必要なように思う。「異端者」や「不適応者」たちを排除して成り立っているいまの社会や、その社会にとどまり続ける「定住民」

たちについて疑問視してみることが。

文献

（1）野田文隆「多様化する多文化間ストレス」『臨床精神医学講座二三巻・多文化間精神医学』中山書店、東京、一九－三一、一九九八。

（一九九八年九月）

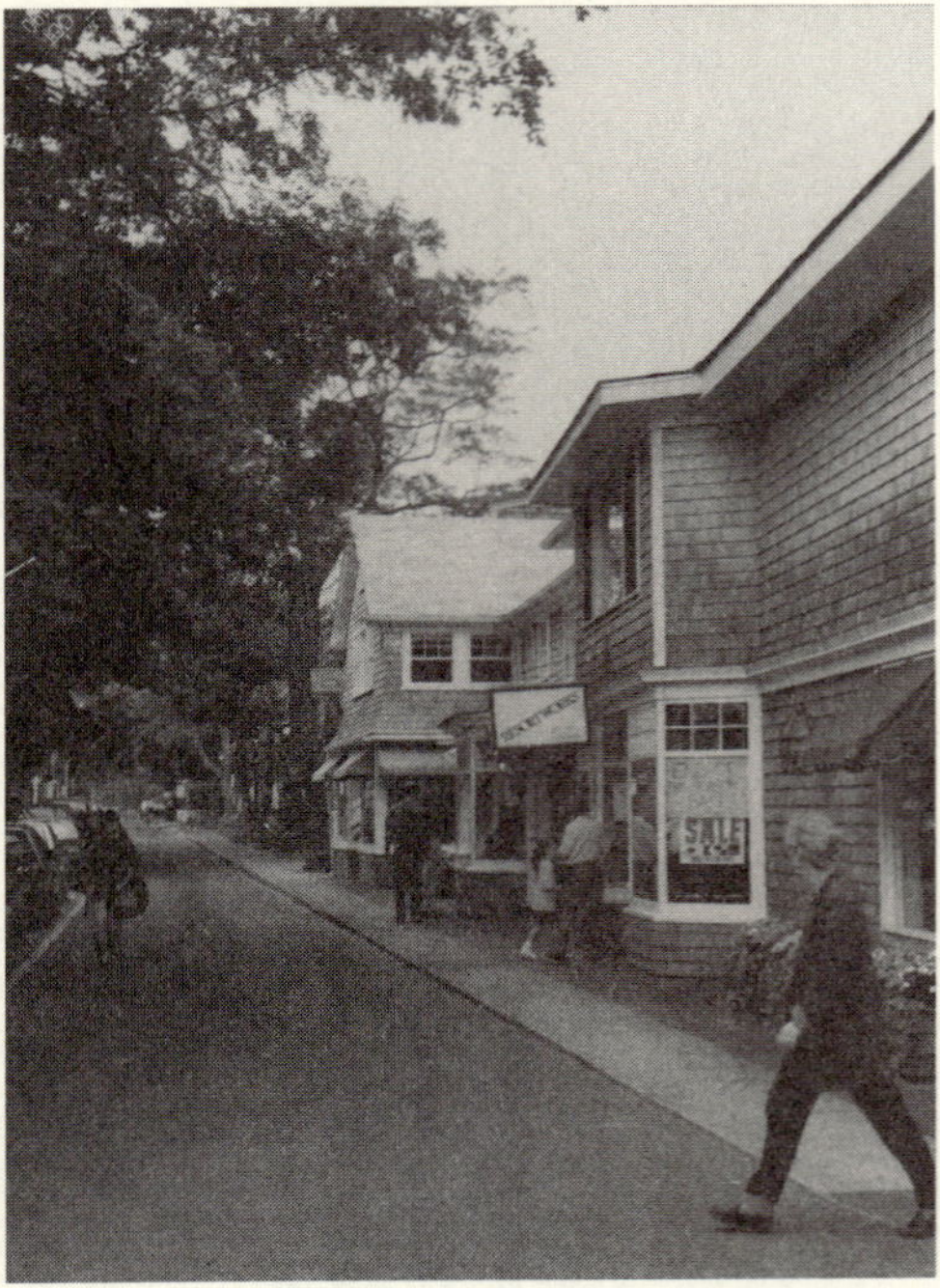

マーサズ・ヴィニヤード島の通り

リミナリティ

離婚

「ばつイチ」という言葉が市民権を得るようになったのはいつのことだろう。日本において「離婚」がもつ意味が微妙に変わったその変節点をくっきり示す言葉。クイズの答えが一回くらい間違っていても、それで立たされてお休みをさせられることはあっても、けっして失格や退場にはならない。次に正しい答えが出せれば、ばってんだって帳消しにされる。

誰にだって間違いはある。もういっぺんやり直せばいい。ちょっと照れて舌を出して、あとは屈託なくまた歩いていけばいい。そんなニュアンスの言葉。

もちろん、離婚という出来事そのものの重さが消失してしまったわけではない。離婚にはいくつもの喪失がつきまとう。愛する人の喪失。愛される人という自信（自身でもある）の喪失。生活圏の喪失。交遊関係の喪失。住み慣れた家具や見慣れた風景の喪失、共通の友人や共有の小物の喪失。信頼感の喪失。時には子どもの喪失。財産の喪失。社会的信用の喪失。

それらの喪失を一つひとつ反芻しながら、そのかわりに得られるものに目を凝らし、心のアンテナを広げ、乗り越えていく期間。どんな理由で離婚しようとも、そんな期間は必要に違いない。

海外生活

ところで、テレビのトレンディードラマなどをみていると、離婚した女性が最終回に海外に飛び立つシーンが描かれることが少なくない。まあ、なにか都合が悪くなれば主要人物を海外に移住させて「はい終わり」というのはよく使われるパターンではある。けれども特に離婚した、それも女性（「心に痛手を負った」なんていうフレーズがつきまとったりする）の場合、海外生活への親和性がいっきに大きくなるようなのだ。

テレビでは、それで最終回だからいい。当然のことながら、海外に飛び立った後も人生は延々と続く。次のシリーズが、フランスで料理を学んで帰国した主人公の女性が小さな店を開くという設定から始まったりするものもあるが、むこうでの生活の苦労はせいぜい片手間にしか語られない。ドラマにならない部分。情けない、わびしい、生々しい日常のそのディテールは、主人公の心の中にしまいこまれたままだ。それは「ばつイチ」という言葉が存在する前も後も変わらない。

ワンベッドルーム

私が路子さんの部屋を訪れたのは、秋も終わりかけの午後だった。アンケート調査の回答者のひとりである。

路子さんの部屋は、ボストンの地下鉄のレッドラインが地上に出てきてビルの合間の高架をしばらく走り、次の駅に着く少し手前の曲がり角に面したマンションにある。マンションといってもその辺は風致《ふうち》地区なので、煉瓦づくりの伝統的なニューイングランドの建物である。

建物のなかに入って、映画にでも出てきそうな螺旋《らせん》状の階段を三階まで上がる。ドアがふたつ、はすむかいにあって、そのうちのひとつに彼女から電話で聞いていた部屋番号が記してある。

私はインタビューをするのに、自分のオフィスを使ったり、アパートを使ったり、喫茶店を使ったりしたのだが、相手の家に出向くことが一番多かった。こちらから頼んでいるのだからこちらから出向くのは当たり前だし、いろんな地域のいろんな家を訪ねるのは楽しかった。それになによりも、どんな場所に住んでいるのか、家のなかはどんななのかということは、言葉以上の豊富な情報を提供してくれる。もちろん、プライバシーをさらしたくない人や、気を使いたくない人は、私を家に呼んだりしない。

昔の医者は往診の機会が多かったようだ。最近また訪問医療・訪問看護が復活しつつある。往診というのは手間はかかるがすぐれた診察法なのだとつくづく思う。患者や家族の話を聞きながら、家のなかをさりげなく見回す。匂いや色、散らかり具合、家具の古さや壁飾りの趣味、物の並べ方、間取り、そして家人がそれぞれ占める空間の位置関係。

路子さんの部屋はワンベッドルーム。広いリビングがついた台所ともう一部屋。リビングの片隅にアンティークの机があり、その上に卓上型のパソコン。日本のメーカーの名前がついている。そばに日本語の本が無造作に重ねてある。仕事用の空間のようだ。

その奥の四人掛けの食事用のテーブルの、窓際の側に私は座った。ベッドルームの少し開いたドアの奥に、深いブルーのカーペットの色が見える。

温かいココアを路子さんは用意してくれた。小柄で細身のからだにポロシャツとジーンズ。軽くウェーブさせた長い髪。少し甘えたしゃべり方。お化粧はアイシャドーのせいできつく見えるが、話しているうちに表情がとても柔らかくなってくる。

路子さんは三一歳。フリーランスでライターをしている。日本の出版社からの依頼で、アメリカの軽い風物詩を書いたりしているそうだ。いまは、航空会社が出す定期機関誌の契約があるので生活は安定しているという。自分から売り込んで仕事をとってくるのは、いくらやっても慣れない。アメリカの出版業界で生きていくのは無理、原稿は日本語、だから英語も上達しない、と笑う。

人生を変える

ボストンに来たのは一年と半年ほど前。

「ちょっと人生の転機があって、環境を変えたかったっていうのが大きいですね。ほとんど思いつき。人生を変えるとしたらいましかない。年をとるとどんどん身動きとりにくくなるなあって」

ボストンを選んだのは、大学時代に半年ほど交換留学の経験があったから。ボストンといっても車で二時間近くかかる郊外での寮生活。それでもドミトリーで一緒だった友だちの何人かはボストンに住みついているし、ウィークエンドによく出かけたボストンの街並みは深く心に刻まれていた。

渡米の理由をもう少し詳しく聞いてみた。

「結婚していたんだけど、七年間。いろいろあって別居したの。別居してたときにね、ちょうどタイミングよくっていうか、勤めてた会社がつぶれたの。これは転機だなって、人生を変えろっていう啓示だなって思ったの。どうせ変えるなら大きく変えたいなって」

半年別居して、それから正式に別れた。離婚届を出してから一カ月後にはボストンに着いていた。

幸い、勤めていた頃のつてで機関誌の仕事がとれていた。原稿をきっちり送ってくれるならどこにいてもいいと編集者の友人が肩を押してくれた。

「その人も離婚経験者なの」路子さんは教えてくれた。

毎日、軽い朝食の後、一時間ほど散歩に行く。チャールズ川までそんなに遠くないので川沿いが多い。ジョギングする人をゆっくり眺めながら歩くのが楽しい。散歩のついでに買い物をすませ、お昼前から仕事にかかる。昼はサンドイッチ程度、そのかわり夕方は自分で豪華な食事を作ったり、友だちと約束をして外に食べに行く。アメリカに来てしばらくは典型的な夜型で、気分がのれば夕方から明け方までぶっ続けで仕事をしていた。けれど、だんだん昼夜逆転になって、誰とも顔を合わすことなく一週間が過ぎてしまうようなことがあって、規則正しい生活を心がけるようになった。

「一日中家にいるときも多いのね。なんせ、この部屋が仕事場であり、生活の場であり、寝る場所なわけね。仕事も生活も同じ空間で成り立ってしまうからこそ、だらだらと過ごすのはまずいって思うようになったの」

フラストレーション
路子さんはいう。

「いまね、別に病気とは思っていないんだけど、危機ではあるかなと思っているのね。どう乗り越えるか難しい時期っていうか。はじめはやることがいっぱいで何でも新鮮で、二、三カ月位は興奮しているでしょ。それが、だんだん友人ができて生活に慣れて、落ち着いてくるとなにかもうひとつの孤独感っていうか、そういうのが出てくる気がするの。

アメリカ人の友人ができて、会話はできるんだけど、気持ちは伝わっていないっていうか。同じ言葉使っても単語の意味するところが微妙に違っているじゃない。心の襞まで理解し合いたいって気持ちを感じはじめた時期で、それができないことにフラストレーションを感じるのね。

だんだんアメリカのことも見えてくるでしょう。人にも街にも目がいくようになるけど、理解するには知識不足。背景も違うしね。たとえば、ロックスベリーに黒人の居住街があるでしょ？　この前友だちと近くまで行ったから通ってみようよっていったんだけど、彼女ぜったいダメっていうのね。すっごくリベラルで、市民運動とかボランティア活動とか熱心な人だから、びっくりして。黒人差別の問題とか理解したいと思うけど、なかなか実感としてわかないもの。

それとね、最近急に胸がドキドキして、心臓麻痺で死んじゃうんじゃないかって思うことがあるの。一度、友だちのホームパーティーで苦しくなったことがあるのね。狭い部屋に人が多くって、なんか蒸し暑くって、息苦しいなあと思ってたらドキドキしてきて。そのときは中庭みたいなところでしばらく休んで落ち着いたんだけど。それから同じような症状がときどきあるのね。夜が多いかな。また息苦しくなったらどうしよう、倒れてもここだと誰も気づいてくれない。友だちが気づいてくれる頃には白骨死体になってるかもしれない、なんて心配しちゃって。

こっちで健康保険に入っていないのよね、実は。だから、今日はお医者さんだっていうんで、インタビューしてもらえるの頼りにしてたんですよ」

路子さんは茶目っ気たっぷりに笑った。

もう少し、このまま

路子さんは、私のパニック障害についてのミニ講義を興味津々で聞いた。二、三の質問をし、その答えに深く納得したように頷いた。

「結婚してたときは、一緒にテレビみたり、たわいない話をすることでけっこう気分的に助けられてたんだなあって、つくづく思う。再婚する気は当分ないんだけど、誰かと一緒にいるってことの暖かさみたいなのは貴重よねえ」そう言ってまた頷いた。

私は、彼女の症状がこれからあんまり悪くならないような気がした。

「あとね、結婚してた頃は経済的に余裕もあったからいろんな気晴らしができたのよね。買い物したり旅行したり。それがいまはつましい暮らし。仕事も安定してあるからお金に困っているわけじゃないけど、経済的にいつどうなるかわからない不安はいつもどこかにある。本当はいまこそ自分に投資しなきゃいけないのかな」

今後の見通しを聞いてみた。日本に帰るのか、アメリカに残るのか。

「こっちって離婚が多いでしょ。とくに仕事バリバリしている女の人って、一〇人会ったうち八人位が離婚している。アメリカでも男女の関係は一緒だなって思うの。法律とかは違ってても、男性はイニシアチブをとりたがるし、そのくせかまってほしがるし。日本でね、家庭と仕事両立しようとしてたんだけど、仕事に嫉妬っていうのかな、かまってくれないっていうことが相手には不満だったみたい。家庭で私ができないような要求ばかりするようになってきて。でも、アメリカでも仕事に打ちこむ女性をよしとする男性って少ないみたいね。ただ違うのが、こっちだと離婚が過去の汚点じゃなくてステップになっているって感じ。前向きにとらえられるのがいい」

質問には直接答えず、路子さんは離婚の話を問わず語りに続ける。離婚に至るまでは心が痛むことも多かったに違いない。

「いまはひとりの寂しさと、自由を両方十分味わっているところなのね。アメリカにどっぷりつかってみるか、冷静に外から眺めてみるか、その選択を迫られてる時期かなあとも思うんだけど」

時折、地下鉄が通り過ぎる音が、窓をふるわせる。その間はしばし言葉を中断して静かになるのを待つ。西日が射してきた。

「まだもう少し、このままこうしていたい」

路子さんはそう言葉をくくった。

西日を浴びる路子さんが、一瞬ドラマのひとコマに見えた。彼女も、この部屋も、このマンションも、今度訪ねたら跡形もなくなっているのではないかという思いにとらわれた。現実なのに現実感を欠く世界。脇役として自分もその虚構のひとコマに加わっている。

リミナリティ

文化人類学の概念で、リミナリティ(境界状態)という言葉がある。ある状態からある状態に移行するとき、そのどちらでもない状態に個人や集団がしばらく留まることがある。成人式や結婚式、お葬式などの「通過儀礼」は、社会からの分離、過渡、社会への再統合という三つのプロセスから成り立ち、個人の社会的地位の転換を示す。子どもから大人へ。未婚者から既婚者へ。生者から死者へ。その過渡の、リミナルな時空間では、確立した秩序や構造は一時期おあずけになる。人々は日頃のしがらみや役割身分から逃れ、悪口雑言、バカ騒ぎなど無礼講も許される。儀礼や祭祀の多くは、そういう非日常の状態を造りだす象徴的効果にあふれている。

「ばつイチ」という言葉が流行《はや》る時代でも、結婚式はあるが離婚式はない。新婚旅行はあっても離婚旅行はない。結婚と同じくらい、離婚もその人の社会的地位を変化させる。離婚届を出す行為がなんらかのけじめにはなるかもしれないが、一定のリミナルな期間を保証してくれるわけではない。離婚の場合は、招待客も、証人も、特別の舞台装置もない中で、個々人がひっそりと過渡の儀礼を工夫させなければいけないのだ。

繭のなか

リンボー。行きも帰りもできない宙ぶらりんの状態。移住といいながら、アメリカに根をしっかり下ろしているわけでもない日本人に、私はたくさん会ってきた。空間的にはまぎれもなくアメリカにいるのだが、なにか繭のようなものに囲まれた、一種独特の世界。

現地の日本人コミュニティにこもっているという意味ではない。文化的退行（疲れた時など元の文化に戻ること）の場としての民族コミュニティはとても大切なものだが、ここでいっているのはそういうコミュニティではなく、もっと個人レベルでの境界領域である。日本にまだ拠点をおきながら、そこで渦巻くわずらわしさも、アメリカ生活の生々しさも退避できるような場所。コミットメントのなさ。あくまでもよそ者としての存在。「ひきこもり」と似た地点。

遠慮のない言い方をすれば、日本から逃げてきた人たちがそこには多く含まれる。路子さんもそのひとりといえるのかも知れない。

もちろん、路子さんは日本語の仕事というめぐまれた条件が確保されている。繭のような空間をつくることができる能力というのもあるのかもしれない。一歩間違えれば、「病的旅」といわれるように滞在地で精神病様症状を呈したり、薬や酒に溺れ自堕落な生活を送ったり、ひどい場合は自殺という結末もないわけではないだろう。

けれども、「移住」によってリミナルな時空間を確保し、自己の通過儀礼を重ねるという方法もおおいにありだと、私は思うのである。はたから見ると「逃避」と一言で片づけられるとしても、それらは数知れないパターンに人生の物語の展開を誘っていく。起承転結の「転」。移動する空間が国境を越えるとき、そこに重ねられる人生の「転」は、通過儀礼としての象徴性を増すことだろう。

（一九九八年一二月）

PTSD（前編）

散弾銃

痛みが散らばっていく。散らばりながら、だんだんその一つひとつが、といっても数えきれない数なのだが、重くなっていく。

「さすが、散弾銃だ」

シシリア生まれの老いぼれてひしゃげた男がまだかまえている銃をながめ、あちこちに穴の開いたTシャツに目を移した。血はあまり出ていない。まだ出ていないだけなのかもしれない。

男は銃をかかえたまま、何かこっちに向かって口をぱくぱくさせている。いつのまにかすべての音が止まっていて、無言劇のようだ。

周りの家からは誰も出てこない。まきぞえを食うのを恐れているのだろうか。あちこちの暗い窓の奥に、恐怖と好奇心をないまぜにした顔がひそんでいるのかもしれない。

「とにかく逃げよう」

どうにか立ち上がって、歩き出した。アパートはすぐ近くだ。部屋に帰って救急車を呼ぼう。ぼおっとして、痛いのかだるいのか重いのかわからない。このまま死んでしまうのかもしれない……。

ドアの向こう

ボストン在住の日本人のメンタルヘルス調査を終えて一年近くたった頃、インタビューに参加してくれた男性のうちのひとりが、私のオフィスに事前の連絡もなくやってきた。ぜひ協力してほしいことがある。そう切り出す彼の表情はせっぱつまっていた。

中原和夫さん。年齢は三〇歳。たしかインタビューのときには、日本での仕事を辞めて、コンピューターサイエンスを勉強しにアメリカに来ていると言っていた。私は彼を部屋に招き入れて椅子に座ってもらい、ミネラルウォーターをとなりのオフィスから運んできた。

彼の表情にはまだ余裕がなかったが、話を聞くことにした。

半年以上前のことだ。近所の犬がうるさく啼いていた。いつも自分が通るたびに激しいうなり声をあげるので気になっていたが、その日はあまりひどいので、飼い主にどうにかしてもらおうと思い、呼び鈴を押した。けれども誰も返事がない。いないのかなあと思って、持っていた傘で玄関のそばの窓を少しこづいてみた。軽くこづいただけのつもりなのに、その窓はガシャッと音を立て、ひびが入ってしまった。彼がどうしようかと迷っていると、返事のなかった家の中から初老の男がどなりながらでてきた。中原さんは、どうしてこういうことになってしまったのか説明しようとした。けれども、焦れば焦るほど英単語がうまくつながらない。初老の男性は訛りの強い英語をまくしたてたあげく、いったん家にひっこみ、次に出てきたときには散弾銃を彼の方に向かって抱えていた。

「え？　なんで？」

頭も身体も一瞬空白になった気がした。

男は獣の目をしている。こいつは撃ってくる……。その次には熱い痛みが来た。

傷跡

中原さんは私を訪ねてきたとき、いくつかの資料を持ってきていた。病院の診断書、カルテの写し、散弾銃の傷跡と手術跡の痛々しい上半身の写真。

彼は自分で救急車を呼び、病院に運ばれ、一カ月入院した。全治三カ月ということだったが、日本でなら入院だけで三カ月かかっただろう。六時間に及ぶ手術では空腸《くうちょう》と背筋の一部を切除した。弾の破片はある程度手術で取り除いてもらったが、細かいかけらが無数に広がっているので全部はとりきれないといわれた。いまでもシャワーを浴びるたびに、身体のどこからか小さなかけらが飛び出してくるという。

私への頼みごととは、彼が診《み》てもらっている精神科医に会ってほしいということだった。中原さんは、弁護士から紹介されてその精神科医にすでに幾度か会っていた。治療のためというより、診断のためということのようだった。訴訟の際に精神的なダメージも損害の対象としてクレームされるのは、アメリカでは当たり前のことだ。中原さんはＰＴＳＤと診断されていた。そして、その精神科医が、鑑定のために日本人の心理的傾向や、その文化的背景を知りたいといっているらしかった。

中原さん自身は、ＰＴＳＤがPost Traumatic Stress Disorderの略だということは聞いていたし、症状の説明も受けていた。けれども、自分が本当にそうなのかよくわからないという。

悪夢

鑑定医に会うにしても、中原さんの状態をある程度知っておかなければどうしようもない。もう少し話を続けてもらうことにした。

病院を退院してから中原さんはアメリカで静養を続けた。けれども、子どもの戦争ごっこやガラスの割れた音だけでパニックになってしまったり、ビール瓶のかけらが落ちていればそこを通れなかったりした。生きているという実感もないままだった。

事件や手術にまつわる夢で、夜中に何度も目が覚めた。喧嘩をして兄がビール瓶で自分を殺そうとする夢、眠っていると大きなパイプが来て自分の心臓を嚙もうとする夢、がけっぷちにつかまっていて、誰も助けに来てくれない夢……。

日本に帰れば症状が落ち着くかと思い、事件から四カ月した頃、帰国した。けれども症状は変わらず、むしろ家族や友人などに苛立《いらだ》ちが募り、距離を感じた。誰も事件のことをわかってくれないし、みんなが自分を悪いように言っている気がする。母親に「おまえが余計なことをしたから」と言われ、自分でも「留学しなければこんなことにはならなかった」「自分の不徳のなせるわざだ」と思う。三カ月して裁判のため、またアメリカに行くことになったが、アメリカにいるんだと思うだけで恐怖がつのる。とにかく早く裁判を終えて日本に帰りたい。そしたら、もう二度とアメリカなんかとは縁を持ちたくない。

中原さんの口調は、内容とはうらはらに淡々としていた。けれども、最後のほうで「こうやって事件について話をするだけで、ほんとうに疲れます。とても怖いし、つらいんです」と言った。いま考えると、なんと安易に事件の話をさせてしまったのだろうと、おそろしくなる。

鑑定医

その後、鑑定書の草稿が送られてきた。すでに聞かされていた症状のほか、発汗、瞳孔散大《どうこうさんだい》等の身体症状、集中困難、事件にまつわる思考や感情の突然の想起、恐怖とそれに対抗しようとする反応、諦めと未来の展望のなさ、といったＰＴＳＤの診断基準にそった症状が、鑑定書には列記されていた。それに加えて、事件に関する強い自責の念、背中や腹部の傷への激しい羞恥、自己への低い評価、なども記載されていた。

身体の傷のため、まともな就職も結婚もできないと感じていること、社会生活に制限が見られること、葛藤や競争を怖れることなども記されてあった。最後のほうには、「重症のＰＴＳＤである」という診断と、「完全に治る見込みは二〇パーセント」という予後予測、これまでの診療時間数、回復に必要な治療の時間数とその総額も書かれてあった。高い賠償金を得るための戦略もあるかもしれないが、一回二五〇ドルで計算してあり、日本の精神医療の相場との違いには驚かされた。

それから一週間ほどして、私は瀟洒《しょうしゃ》な住宅街にある鑑定医のオフィスを訪ねた。精神科医で医療人類学を勉強しているというと、それはちょうどいい、といわれた。そして「アメリカの診断基準では彼はＰＴＳＤにあてはまるけれども、日本ではどう診断されるのか、ＰＴＳＤの症状にあてはまるのか」など鋭い質問が次々と飛び出してきた。

なにしろ神戸で大地震が起きる五年も前の話である。その精神科医を前に、私は「日本ではＰＴＳＤという概念は精神科医の中に広まってもいないし、診断名としても使われていない」と言わざるをえなかった。私自身、留学前にアメリカの精神障害の診断・統計マニュアル（Diagnostic and Statistical Manual of Mental Disorders：DSM）を勉強していてＰＴＳＤという概念を知ったが、先輩の医師から教えられたことも、実際にＰＴＳＤと診断したこともないと正直に言った。

もちろん次の質問はきまっている。

「それなら大きな事故や犯罪、災害にあった人の精神症状は日本の精神医学ではどのように把握されているのか？　同じような症状の人がいたら、どう診断されるのか？たしか日本には原爆だって落ちたはずなのに」

私はしどろもどろになりながら、「ショックを受けて精神的にちょっとまいっているからゆっくり見守ってあげようと、病院には連れて行かれずに、地域で対応されていることが多いと思う。精神科への敷居は日本ではまだまだ高いし……」と答えた。

「もし病院に行ったら、不安とかパニックとか状態像の診断になると思う。それに、日本では診断名の確定がアメリカほど重視されない傾向があるし、患者さんに病名をいわないことも多いから……」

付け加えながら、どんどん自分が質問の泥沼にはまっていくような感じがした。

鑑定書の内容についても意見を求められた。文化的なことに関しては、たとえばこんなことが書いてあった。

「日本では、職場旅行などで社員が一緒に入浴することがあるので、身体の傷をそういうところで見られると、患者は非常に不利な立場に置かれる」

たしかにそうかもしれない。でも、お風呂に入らずにすむ方法だってなくはないだろう。これが文化的な違いなのか？　そう思いながら、でもそれが中原さんの心配なら、よけいなことをいう必要はないと思った。たしかに、日本で銃といえばヤクザがらみと思われるだろうし……。

医療人類学のセミナー

実は、留学してまもない頃、私が出席していた医療人類学のセミナーでＰＴＳＤがテーマになったことがあった。中原さんの事件よりずっと前のことだ。カンボジアの内戦を生き抜いた男性医師の手記[3]と、ボストンでインドシナ難民への精神的ケアを行っているリチャード・モリカの論文[2]、それから、アメリカの退役軍人病院（Veterans Hospital）でベトナム帰還兵のＰＴＳＤ治療の参与観察を行なったアラン・ヤングの論文（今では Harmony of Illusion という本の中の一章になっている）[4]をあらかじめ読んでおき、それらについてみんなで討議するというものだった。疾患分類や診断基準というものが、いかにその社会の歴史的背景や文化的価値観、政治的思惑の絡み合いの中で形成されるものなのか、そして人生における悲劇や苦悩の体験を「心的外傷」という言葉にくくり、それへの反応を専門用語で記述し、ひとつの疾患名にまとめてしまうことにはどのような功罪があるのか、そんなことが論じられていた。

中原さんに会い、鑑定医の質問を浴びたことで、私はそのセミナーを思い返し、ＰＴＳＤのもつ社会的文化的意味ということについて、あらためて自分なりに考えるようになった。そのうちのひとつは疾患概念が文化によって左右されるということだった。

大きな災害や事故、戦争などの後にしばしば人が精神症状を起こすことは古くからさまざまな文化において気づかれ、ソルジャーズ・ハート（Soldier's Heart）、シェル・ショック（Shell Shock）、強制収容所症候群（Concentration Camp Syndrome）などの名前で記述されてきた。日本においても被爆者の精神的後遺症を「ぶらぶら病」と呼び、類似の症状が指摘されていた。ＰＴＳＤはおそらく文化結合症候群といったものではなく、症状発現に多少の差異はありうるとしても、基本的には文化を越えて普遍性が高いものだろう。すでにＰＴＳＤの実験動物モデルが報告されているように、ＰＴＳＤの核には、生命への脅威や絶対的な無力といった状況に対する生物学的レベルの反応があるといってもよいように思える。

けれども、それならなぜ、一九七〇年代から八〇年代になって初めてアメリカでＰＴＳＤがひとつの疾患概念として確立したのか？

私の理解ではふたつの大きな要因がある。ひとつは、ベトナム戦争の敗北というアメリカ社会にとっての「心的外傷」を医療化によって対処しようという力が存在していたことだ。ＰＴＳＤには戦争だけでなく、レイプや自然災害、交通事故などの被害者の反応も射程に入っている。けれども疾患概念の確立にはベトナム帰還兵の研究がもっとも大きく寄与した。ベトナム帰還兵の精神的問題は、戦地ではなく母国において、また過去形ではなく現在形として、戦争の傷跡を見せつけ、その傷跡を社会が忘却することを拒否させる性質のものだった。そんな状況に対処するのに「精神障害」というほど便利な概念はなかったといえよう。たとえ、ＰＴＳＤの症状が「異常な状況」に対する「正常な人間の反応」を十分含むものだと認識されていたとしても。

もうひとつの要因は、ＤＳＭに代表される精神医学の近年の「操作的」「統計的」な知の生産様式だ。Veterans Hospital に集まる帰還兵ほど、その生産様式に格好の研究対象はない。「一定の共通する外傷の暴露」を受けた患者「群」。しかも、社会保障や治療費の都合から、彼らが別の病院に流れることは少ない。「診断分類」と「統計分類」という本来別のものであるはずのふたつをドッキングしてしまったことがＤＳＭの一番の罪だと私は考えているが、そのドッキングの要の部分がＰＴＳＤにおいてはあまりにも有効に働いてしまったのだ。

では、日本は？　ＰＴＳＤという概念が発達していないということは、医療化(1)をせずに「こころの傷」や人々の苦悩に社会がうまく向き合ってきたということなのだろうか？　それとも「こころの傷」がおきているということに気づかない、もしくは気にしないほど、感覚が鈍麻していたことの証なのだろうか？　アメリカでならＰＴＳＤと診断される症状を持った人たちは、疾患概念がないことで、日本の社会において生きやすかったのだろうか？　生き難かったのだろうか？

たとえば、中原さんがＰＴＳＤという診断を受ける機会を持たないまま、日本に帰っていたとしたら、それは彼にとってよい結果をもたらしたのだろうか、悪い結果をもたらしたのだろうか？　わたしは鑑定医の質問に、しどろもどろの答え以外の、自分でも納得できる答えを見つけたいと思った。

帰国

鑑定書提出に伴う、医師の専門家証言はうまくいったようだった。裁判の結果が出るまで長くかかりそうなので、中原さんは自分の証言が終わって、日本に帰ることにした。症状は相変わらずだったので、わたしは先輩の精神科医を紹介した。中原さんは鑑定書のなかの「回復の見込みは二〇パーセント」という一文にショックを受けていた。けれども同時に「ぼくは病気なんでしょうか？」と、私に幾度か問いかけてきた。「病気というより傷、ケガなのだ」というメタファーの変換を提案して、私は彼を見送った。

次回は、その後の中原さんの経過と、阪神淡路大震災後の日本のＰＴＳＤ状況について、続けて考えてみたい。

（一九九九年三月）

文献

（1）宮地尚子、清水博「PTSD（心的外傷後ストレス障害）という疾患概念とその文化的文脈」『第14回日本社会精神医学会抄録集』一一一、一九九四。
（2）Mollica, R. F., The Trauma Story: The Psychiatric Care of Refugee Survivors of Violence and Torture. In: (ed.), Ochberg. F. M., *Post-traumatic Therapy and Victims of Violence*. Brunner/Mazel Publishers, p. 295-314, 1988.
（3）Ngor, H., *A Cambodian Odyssey*. Warner Books, 1987.
（4）Young, A., *Tha Harmony of Illusions: Inventing Posttraumatic Stress Disorder*. Princeton University Press, 1995.（アラン・ヤング（中井久夫・大月康義・下地明友・辰野剛・内藤あかね訳）『PTSDの医療人類学［新装版］』みすず書房、東京、二〇一八）

ＰＴＳＤ（後編）

怒り

「パンドラの箱が開いてしまっているようですね」

そんな言葉で中原さんの治療は始まった。

中原さんがボストン留学中に散弾銃を撃たれ、裁判のための精神鑑定でＰＴＳＤと診断された経緯については前回に触れた。中原さんは、裁判にある程度のきりがついたところで日本に帰国し、精神科に週に一回通い始めた。事件からはすでに一年たっていた。

「時間をかけてゆっくり閉じていくこと。それしか日本ではできません」

主治医は日本の精神医療においてまだPTSDが新しい概念であり、治療戦略ができあがっていないことをつつみ隠そうとはしなかった。けれども、PTSDの海外での臨床や研究の最新の知見を瞬《またた》く間に身につけ、外来患者の中の幾人かにPTSDを素早く見つけだしてもいた(7)。

中原さんは、主治医がやはり留学していたとき町を歩くのが怖かったというのを聞いて、少しほっとした。帰国前はアメリカにいると思うだけで恐怖が募り、借りてきた猫のようだと自分で感じていた。帰国したら絶え間ない恐怖感は消えたけれども、ほかの症状がでてきた。

「アメリカに留学しなければこんなことにはならなかった、会社を辞めて留学しなければならなかったわけでもあるんだろうと、みんなが自分のことを悪いように思っているんです」

中原さんはおどおどと主治医に訴えた。

被害念慮かもしれない。が、実際、帰国した彼を迎えた家族の態度は温かいものではなかった。「おまえが最初にガラスを割らなかったら」と何度も言われ、「君子危うきに近寄らず」と皮肉も言われた。もともと「失敗したら責任をとって死ね」が家訓だった。小さい頃父親は亡くなり、母と祖母、兄の四人家族で厳しくしつけられてきた。経済的に負担をかけるのもつらい。アルバイト先では「三〇過ぎてアメリカから戻ってきて」という疑惑の目を感じる。

生きていてもしょうがないと親友に言われる夢、兄がナイフをもって迫ってくる夢、逆に兄の手をガスコンロで真っ黒にする夢、殺しにいく夢も見る。ひどいことをされたわけではないのに、小さい頃のことを思い出しては兄に腹を立てる。そのうち、アルバイト先で中年の女性にどなりまくったり、些細なことで母を殴るということがおきた。いったんこみ上げてくると怒りが抑えられない。主治医に「事件の相手に怒りを向けず、よそに向けているね」と言われた。

シシリア生まれのおやじ。一三歳で学校を辞め、字もまともに書けない移民。撃ったことは許せないけれど憎しみはない。息子の将来を考えると、哀れにさえ思う。

回復

主治医による細かな服薬内容の調整と精神療法で、中原さんの症状は落ち着いてきた。怒りの発作も徐々に穏やかになった。裁判の結果が心配なせいか、漠然とした不安感は続いていた。裁判は加害者に賠償能力がないため、途中から相手が保険会社に移って長引いていた。治療を始めてから一年後、敗訴の知らせが届いた。こちらが最初のきっかけをつくったからということだった。けれども中原さんはさほど動揺せず、将来の生活設計を描き始めた。アルバイトから正職員への道も開けた。米国にまた行ってみたいとさえ思えるようになり、治療は終結した。

ちょうどその頃留学を終え帰国した私は、一度中原さんと会った。全快したのを見てもらいたい、アメリカで世話になったお礼に食事をごちそうしたいと誘われたのだ。彼はいましている仕事について話した。「これ、いい仕事でしたね」といわれる仕事をしていきたい。結婚もしたいし子どもも欲しい。先細りの絵しか描けなかったのが、ようやく変わってきた気がする。陽当たりのいいレストランで、中原さんは自分の回復ぶりを語ってくれた。それは明るい内容だったが、どこか不自然な感じが残った。いかに自分がしっかりと社会復帰できているか、いかに自分の能力が回復したかを強調しているようで、それが逆に彼の不安や緊張を示しているように思えた。

けれど、ふと考えた。事件の前、私がインタビューで最初に会ったときの彼も同じようではなかったか？　どこかに不安を抱えつつ、それを過剰な野心で隠し、適応しようとしている感じ。そもそもなぜアメリカに行ったのか、彼ははっきり語りたがらなかった。ただ昔の言い方を使えば「故郷に錦を飾らねば」と悲壮な決意をしている感じがあった。はたからみると少し無理しているようだけど、そうすることで彼は自分を支えているんだろう、そう私はインタビューの後に思ったものだ。

だからこれはやはり回復なのだ。元の彼に戻ったのだ。らせん階段をひとまわり上って。とてもつらいひとまわりだったけれど。私は日本流のあいさつ「がんばってね」で、彼との会食を終えた。

外傷の意味

周囲に逆らってアメリカに行き、トラブルにあって挫折して帰ってきた負け犬、そんなストーリーを覆すことが中原さんにとっては一番大事だったのかもしれない。考えてみると彼の帰国後の状況はベトナム帰還兵と似ている。純粋な被害者という枠におさまらないこと。富や勝利ではなく災いや重荷を持ち帰ってしまったこと。傷ついた自分をまるごと受けとめてくれるはずの（母なる）故郷が実際には冷たく拒絶的であったこと。中原さんの怒りが母親や中年の女性に対してのみ行動化されたのは、けっして偶然ではないだろう。男性にとって（本当は女性にとってもだけれど）、負け犬であるという認識は耐え難い屈辱だが、それが自己の内部や身内から感じられたとき、怒りは屈折した方向に向かう(6)。

中原さんの症状として目立つのは自責の念や羞恥、自己評価の低さ、帰国してからは怒りや攻撃性だった。それは日本人のPTSDの特徴だろうかと私はふと思ったりもした。PTSDの診断基準には怒り発作への言及はあるが、自責の念や羞恥、自己評価の低さについての言及はないし、怒りや攻撃性も症状の中核として位置づけられてはいない。ただアメリカでもベトナム帰還兵やレイプ被害者の臨床報告を見ると、フラッシュバックや過覚醒《かくせい》、回避症状にもまして、これらの症状が苦悩や生き難さの源泉になっていることがよくわかる。文化が関係ないとは言いきれないものの、もっと根元的な何かがそこには潜んでいるような気がする。

外傷体験は必然的に自己イメージを変え、他者の反応（排斥や支援）、社会との関係性を変える。自然災害より人的被害のほうが重症のPTSDを生みやすいこと、事件後の社会支援の存在が症状を和らげることも多分そのためだ。ただ、自責の念や怒りは、外傷体験に付与される社会的意味、当事者の道徳性と密接につながっている。責任の所在はどこにあるのか、そもそもなぜ自分にこんなことがおこったのか（Why me?）という実存的な問い。本人とまわりの間で、解釈と再解釈が果てしなく続く。客観性を重視する医学の枠組みや、ＤＳＭという最大公約数的な知の様式に、そんな厄介な問題、意味の主観性や文脈の個別性を盛りこもうとするのが無理なのかもしれない。盛りこもうとすれば外傷の概念が広がってしまって、操作的定義が崩れていくのかもしれない。そんなことを私は考えていた。

震災以後

それから三年後、神戸を地震が襲った。つぶれた家。へちゃげた高速道路。炎はひとつの街を焼き尽くし、消えたと思ったらまた別の街に移っていった。多くの人が助けもないまま亡くなり、多くの人が助けにもかかわらず亡くなった。助けることも能《あた》わずに罪の意識を背負った人々が残され、助けても助けてもまだ十分ではないと責められる人々も残された(2)。

ＰＴＳＤという言葉は、地震後八日目に新聞に初めて載った。テレビではもう少し早かったかもしれない。あっという間にＰＴＳＤはメディアでの流行語になった。二月だけでPTSDの新聞記事は二三件にのぼった。雲仙普賢岳の災害や北海道南西沖地震の時にもPTSDに言及した専門家はわずかにいたが、一般にまで広がることはなかった。それが神戸のときには、ボランティア熱とも相まってか「PTSD」「こころの傷」そして「こころのケアの必要性」の連呼へと広がっていった。(1)

日常と非日常の交差がめまいをおこしそうな大阪で、私はささやかなボランティアの後方支援をしながら、中原さんがPTSDという文字の氾濫をどう受けとめているだろうと、折に触れては考えた。どこで震災のニュースを聞いているのだろうか。ひょっとして症状がぶりかえしてはいないだろうか。それともようやく家族や周りの人にPTSDを理解してもらえるとほっとしているだろうか。いろんなことを考えながら結局連絡を取ることはなかった。私自身とまどっていて、それを中原さんに投影してしまう気がしたからだ。PTSDの理解や対策は重要だと思うけれども、こんなに急に流行になることには、社会の何らかの歪みがあらわれている気がした。

三月には地下鉄サリン事件が追い打ちをかけた。いったんメディアのボキャブラリーに入ってしまえばPTSDの文字は、O－157の集団感染などことあるごとに見出しに踊った。レイプやセクシュアルハラスメントなどの性的被害、交通事故や労働災害など個別のケースでも言及されるようになった。一九九六年には「トラウマ……心的外傷後ストレス障害」の文字が番組の冒頭を飾るドラマ「真昼の月」も放映された。精神保健専門家の間では、震災直後の二月からPTSDのマニュアルづくり、三月からいくつかのシンポジウム、七月頃からはPTSD関連の論文が続々と掲載されるようになった。(1) 関心はやがて外傷性精神障害一般に広がっていった。ハーマンの『心的外傷と回復』が出版されたのが九六年の暮れだが、その頃にはすでにアダルトチルドレンや機能不全家族、児童虐待や嗜癖《しへき》、ドメスティックバイオレンスや性暴力といった問題意識の流れとも合流して、単発の外傷体験からくる典型的なPTSDだけでなく、境界性人格障害や摂食障害、身体化障害などとの関連や、ストックホルム症候群、解離性障害、複雑性PTSDなどの病像理解へと状況は発展していった。

中井は、外傷性障害という概念が既存の精神障害分類を大きく変える可能性を指摘している。そして精神医学が内的過程と外傷的過程とを統合して眺める地点にはまだ達していないことを明記している。(4) 統合するまでの長い長い道のり。人格障害の見直しもヒステリー概念の再考も、おそらくその大きなステップだ。ただその長い道のりは平坦なものではない。PTSDの言説は道徳的中立を許さない。加害者・被害者の二分化。被害と本人の脆弱性の関係。事件や記憶の信憑性。訴訟や補償との関連。治療関係における外傷の再演。「傷」というメタファーの功罪。ストーリーを作りやすいことも、問題を外在化しやすいことも、他の精神疾患より「正常性」（異常な体験への正常な反応という説明）を主張しやすいことも、時に回復を促し、時に回復を妨げる。回復のイメージさえ政治性を帯びてしまう。

たとえば震災では子どものPTSDが注目され、傷つきやすい子どもと復興に駆り立てられる大人という構図がつくられた。大人は自分たちはだいじょうぶと歯をくいしばることで、時には苦境ものりきり時には自分をおいつめていった。一方、サリンの被害者は自らPTSD症状を訴えることで孤立から連帯への道を探っていった。(1)人生のなかで人々が負う傷は多様だ。そんな多様な傷への反応をひとつにくくることは不可能に近い。だからこそ核を取り出すために傷の定義を狭めたのがPTSDだといえる。いま私たちは再びそれを広げようとしている。必然的に。

日本の精神医学の大きな変革期を身をもって経験すること。それはPTSDの発症が日本に多いか少ないかといった安易な文化比較を戒める。見えている風景の違いは、見ようとする治療者側の文化の違いを示しているのかもしれず、いままさにその文化が変容しつつあるからだ。パンドラの箱を開けたのは、中原さんだけではない。治療者である私たちなのだ。

PTSDの歴史

そして医療人類学のすべきことは、人々の心だけでなく、心の捉え方がどう文化的・政治的な力によって変容していくかを注意深く観察することである。ヤングはアメリカでPTSDという疾患概念がいかに社会・文化的に構築されるに至ったかを詳細に研究した。(*)アメリカでのきっかけがベトナム戦争だったとすれば、日本でPTSDが広がったきっかけが阪神淡路大震災だったことは間違いないだろう。とすればなぜなのか？　あまりに犠牲者、被災者の数が多かったから？　日本の中心地のひとつで起こったから？　被災者を前に何もできない心苦しさや後ろめたさを感じる人が多かったから？　そこに「こころのケア」がうまくはまったから？

自殺の原因といわれるものが実際には最後の一押しでしかないように、ボランティアもPTSDも神戸が始まりなのではなく、それまでにある程度準備ができていたからと考えてみることもできる。DSM体系が日本の精神医学に浸透していったのが八〇年代半ばからだったことは、そういう意味では大きかったに違いない。ひそかにDSMのPTSDの項目に関心を持ち、自分の臨床に取り入れていた人は少なくなかったのだと思う。そのうちのひとり、森山はPTSDの詳細な概説を一九九〇年に発表し、日本でのPTSD（疾患名はもちろん多様であった）の研究は二〇世紀に入って始まり、第二次世界大戦を契機として七〇年代後半まで発展していったものの（野田によればそれさえも非常に限られたものだったようだが(5)）、八〇年代になって急激に関心が減ったと指摘している(3)。とすると、九五年になぜPTSDが広まったかより、八〇年代になぜPTSDが「忘却」されたのかがむしろ謎なのかもしれない。

どんどん進んでいく外傷性精神障害の理論。それ自体は魅力的だが、もうひとつ私たちがしておかなければならないこと、掘り返してみないといけないことがある。それはPTSDが忘却されていたのはなぜか、忘却されていた間、PTSDの症状をもった人たちに社会や精神医療が何をし、何をしてこなかったのかを探ること、記録することである。その時代をまさに忘却の彼方におしやる前に。PTSDの概念をもたないことで見えていなかったものが何かを探ることは、PTSDの概念を用いることで見えなくなってしまうものに逆に気づかせてくれる鍵にもなるだろう。

私が中原さんの相談を受けてとまどっていた頃、同じ街でハーマンは『心的外傷と回復』の執筆に力を注いでいた。当時は残念ながら彼女のことを知らなかったけれど、そういった偶然に思いをはせるのは、自分が巻き込まれている歴史の渦を意識し続けるためのひとつの方法だと、私は思っている。

（＊）ただし、社会的文化的に構築されるのはＰＴＳＤだけではない。統合失調症も躁うつ病もパニック障害も同じくらい社会的文化的に構築されている。ヤングや解離性障害をめぐるハッキングの仕事（『記憶を書きかえる』）が皮肉なのは、ある疾患概念の社会構築性を説得的に示すことによって、まさにその疾患の信憑性をめぐる政治的論争に影響を与えてしまうということにある。

文献

（1）土井真知「病気の文化的構成についての考察：Post-traumatic Stress Disorder の事例から」千葉大学大学院文学研究科平成八年度修士論文、一九九六。
（2）宮地尚子「論点：被災支援者に心のケアを」読売新聞（大阪、朝刊）四月一日、一九九五。
（3）森山成林「心的外傷後ストレス障害の歴史と展望（三）」『日本医事新報』三四四六、六四－六六、一九九〇。

(4) 中井久夫「訳者あとがき」J・ハーマン『心的外傷と回復』みすず書房、東京、三八九－四〇〇、一九九六。

(5) 野田正彰『戦争と罪責』岩波書店、東京、一九九八。

(6) T・オブライエン(村上春樹訳)「ゴースト・ソルジャーズ」『本当の戦争の話をしよう』文春文庫、東京、三〇七－三四七、一九九八。

(7) 清水博、宮地尚子、上田英樹、他「心的外傷後ストレス障害に対するSodium valproateの使用経験」臨床精神医学、二三(三)三六三－三六八、一九九四。

(一九九九年六月)

ステレオタイプ

ふたつのドア

一〇分遅刻。ぎしぎし音を立てながら急いで階段を駆け上がる。ドアがふたつあるものの、区別になるような張り紙は何もない。思いきって近くのほうのドアを開けてみる。音を立てて注目を浴びないよう気をつけたのに、階段と同様建て付けの悪い木製のドアは、ギギーッと無神経な音を立てる。振り返る人々の顔や、そのまま向こうを向いている頭たち。それらの隙間の向こうに、眼が吸い寄せられる。男性の一糸まとわぬ姿。腰を下ろし少し身体をねじらせた感じでポーズを取っている。まわりはデッサン帳を思い思いの角度に抱えて素描をしている人たち。裸の男性と目を合わす前に、私はドアを閉じた。

ドキドキしながら別のドアに向かった。美術デッサンのクラスだったんだ。それにしても、こんなコメディ映画に出てきそうな古典的なシーンに自分が遭遇するなんて……。そのことがおかしくて、この話を誰に真っ先にしよう、なんて考えながらドアを開けた。

今度は目指していた場所のようだ。十数人の男女がイスを丸く並べて座っている。窓際の女性がにこやかに話をしている。一瞬みんなの顔がこっちを向くが、威圧感はない。話をしていた女性が、空いているイスを示して、私に掛けるよう促す。

ここは、ボストンのアダルトエデュケーションセンター。日本でいうと、生涯教育センターやカルチャー教室といったところだろうか。公的機関で、誰でも参加しやすいように比較的安価でいろんな講座を提供してくれる場所である。私も英語の発音教室とか一泊二日の旅行を兼ねた絵画教室とか（裸画ではなく風景画だった。念のため）をそれまでに試してみたことがあった。今回参加することにしたのは五回シリーズの「アサーティブネス・トレーニング」というものだった。

アサーティブネスとはいい意味での自己主張ができることで、アサーティブネス・

トレーニングは自己主張の苦手な人が徐々に自分の主張をできるようにしていく、グループでのワークショップだ。最近日本でも、フェミニストカウンセリングなどに取り入れられている。

私がこのコースに参加しようと思った理由はふたつあった。ひとつは、アメリカに来て二年になるのに英語がいつまでたっても上手にならず、次第に引っ込み思案になっている自分をどうにかしたいと思ったことだった。大学や病院のセミナーに参加しても「もうすでに議論されていて、自分が聞き逃しただけなのかもしれない」と思って質問できなかったり、「ニュアンスが伝わらなければ、意見を言ってもレベルが低く思われるだけだ」と黙っていることが多かった。そしてセミナーが終わると、ずっと黙っていたのって自分だけだった、と余計に落ち込んだりしていた。

もうひとつは知的好奇心とでもいおうか。アグレッシブではなくアサーティブであること。アメリカの女性たちの間でも実生活で身につけておきたい姿勢として、よく言葉は耳に入っていた。日本では多分まだアサーティブネス・トレーニングなんて経験してみるチャンスはないに違いない(＊)。精神科の領域でも、何か新しい技法を学ぶとき、自分がまず被験者、体験者になってみるというのは悪い方法ではない。しかも日本にいれば精神科医という肩書きが付いてまわるけど、ここでなら私は一留学生に過ぎない。気楽なもんだ。

今回は、ボストンで出会った日本人の心模様ではなく、私のトレーニングの経験とそこで出会った人々の姿について書いてみたい。

アサーティブネス・トレーニング

トレーニング初日は、コースの概要説明と、アサーティブとはどういうことかというディスカッションが行なわれた。「相手を傷つけたり罰したりせずに、自分の意見や欲求、希望を相手に直接伝えられること」という定義を与えられた後、「自分が欲しいものを得ること」とどう違うのか、自分の得たいものを「選択」し「交渉」するのにどんな困難が伴うか、といったことに話が及んだ。

それから三、四人のグループに分かれた。テーマは、自分が成育過程で受けてきたメッセージを探索するということだった。どんなときに自分は親に褒められたか、どんなときに叱られたか、親はそれをどのように表現したか、他の兄弟に対しても同じようだったか。葛藤やトラブルに親はどう対処したか、自分はどう対処するよう教えられたか、いま自分はどう対処しているか……。配布プリントの一〇ほどの項目をまず一人ひとりで考え、それを他の参加者とシェアしていく。といっても、まだお互い初対面だ。話は弾まない。紙に書きこみかけたままペンが止まってしまう人もいるし、暗い表情で黙りこんでしまう人もいる。具体的なできごとより、「親は厳しかったわ」といった一言で片づける人もいる。それでも、グループからまた全員の話し合いに戻ったときには、「相手にきつく言われると言い返せない」とか、「何かイヤなことがあるとフリーズしてしまう」とか「自分の意見を言うと相手を傷つけたのではと心配になる」とか「日頃我慢している分、ときどき爆発してしまう」とか、このコースに参加しようと思った動機や悩みが、家族や幼少時期の体験とともにぽつぽつと語られるようになった。

私はといえば、すっかり忘れていた子どもの頃の小さな出来事を思い出した。デパートで「好きなお菓子を買ってもいいよ」と母に言われ、でも「あんまり高いのを欲しいっていうのも申し訳ない」と思ってなかなか選べず、そのうちに母に「早く決めなさい」と怒られてしまったことだった。その話を小グループで話し、それをグループの代表がみんなの前でかいつまんで話し、「悲しかったよね」と共感を返してもらうという経験は、グループの醍醐味に私が触れた最初だったかもしれない。

二週目は、宿題について話し合った。宿題とは、アサーティブがうまくできなかった状況と、そのときの身体的症状や行動パターン、そのときの感情、できればどう振る舞いたかったか、なぜそう振る舞えなかったか、を記録する日誌だった。まじめに書いている人も書いていない人もいた。希望者は内容をみんなの前で話した。「自分のパターンを見つけること」、そう言ってセラピストは日誌を続けるよう促した。

次に渡されたのが「個人の権利宣言」だった。そこには、「自分の感情や意見を持ちそれを言葉に出す権利」「自分にとっての優先順位を持つ権利」「主張しないことを選ぶ権利」「他の人の問題を解決する責任を負わない権利」「失敗する権利」といった一五の権利が羅列されていた。ひとつずつ説明が行なわれた。

失敗する権利のところで、参加メンバーのひとりが、「私は出版社の編集の仕事をしているの。校正とかの業務が多いから、失敗する権利なんてとても主張できないわ」と言って、みんなの笑いを誘った。医者も失敗する権利を主張しにくい仕事のひとつだ。しかも失敗の内容によっては文字通り人の生死にかかわり、取り返しがつかない。私は笑えなかった。

いろんな人が集まっていた。女性のほうが多かったけど男性も数人いたし、黒人の女性も南米からの移民女性も、ヨーロッパからの留学生もいた（アジア人は私だけだったが）。学生もいれば研究者やエンジニア、人権活動家という人までいた。話を聞いていると、どの「個人の権利」に抵抗をもつかは個人差が大きかった。私から見ても、なんでそんなに気を使うのかしら？　と思う人も少なくなかった。ただ、みんな繊細で優しい雰囲気で居心地は悪くなかった。

ロールプレイ

三週目からは、ロールプレイが始まった。宿題について話し合った後、三人のグループに分かれた。こんなシナリオだ。あなたは仕事に疲れて帰ってくる。ちょっと服でも着替えて、好きな音楽を流しながらワインを片手にゆっくりとしようと思う。そのときに、電話がかかってくる。近所に住んでいて、しょっちゅう急な用事を押しつけてくる友人だ。今回もまたそうだった。「飼っている犬の調子が悪くて、いまから病院に連れていきたい。ついては、子どものベビーシッターを頼めないか。お礼はちゃんとするから」。あなたははっきりと断りたいと思う。ちゃんと断ってみましょう。

頼む人、頼まれる人、観察する人、三人の中で順番に交替していく。私と同じグループになったのは、心理学の大学院生の男性と、電気会社に勤める女性だった。まず頼まれる人になったのは私だった。英語の語彙が限られていて、いろんな言い訳ができないこともあり、私は頼む人のセリフの後にあっさり「ノー」といった。すると他の二人がびっくりした表情を見せ、「よくできたわね」と言って終わってしまった。次は男性の番だった。私は観察者になった。今度は私がびっくりした。男性は最初に「ノー」を言わないどころか、長々と話を始めるのだ。英語の語彙の問題かな？　と初めは思っていたのだが、だんだん分かってきた。本当に断れないのだ。「ノー」という言葉が口に出せないのだ。ロールプレイのなかでさえ。女性も似たようなものだった。男性よりは引き受けたくない感じが伝わったけれど、間接的に断ろうとするので、いつまでも話が終わらなかった。

三通りロールプレイが済んで全体の話に戻った。いまのロールプレイを評価リストとともに振り返った。

「言いたいことを言えたか？」「申し訳なさそうに語らず率直だったか？」「相手の権利を侵害することなく自分の権利を守ったか？」「長く話しすぎて物事を混乱させな

かったか？」「相手に分かってもらう前に話をやめなかったか？」などなど。なかなか上手にできた人はいなかったようだ。まあ、まだ一度目のロールプレイだ。次がある。

四週目では、「変化は簡単か？」というディスカッション、意識的なリラクセーションの方法について教わった。ロールプレイも行なった。

「変化は簡単か？」では、自分は何を達成したいのか、自己主張的な行動がそのゴールを達成するのにどう役立つか、いつもならこの状況でどうやって自己主張を回避するか、なぜそのやり方をやめて自己主張したいのか、何が自己主張を妨げているのか、を改めて考えた。

この状況で真実ではないかもしれないことを信じていないか？　この状況でどのように振る舞うよう教わってきたか？　どうすればそれを乗り越えられるか？　この状況での自分の「個人的権利」は何か？　その権利は自己主張を正当化できるか？　自己主張するのは不安か？　どうすれば不安を減らすことができるか？……これまでの課題がたくさん織り込まれていた。

今回のロールプレイは「感情の語り方」だった。シナリオはこうだ。パーティーに招待されているのをすっかり忘れて欠席してしまったところ、友人が怒って電話をかけてきて、「なんて無責任でバカな人なの！」と自分のことを非難した。そのときどう返答するかを考えなさい。ただ〝I〟を主語にして始め、〝feel〟といった感情の動詞を次にもってくること、もしくは〝I want〟で始めること。

忘れたことについては謝るけれども、相手の言葉に自分が傷つくこと、そこまでひどい言い方で非難しないで欲しいということをはっきり言えることが大事なのだ、という。簡潔に正直に、特定の事柄にしぼって語ること、などのこつも伝えられた。

五週目では、全体の要約、ロールプレイ、成功への祝福が行なわれた。すべきだからしているのか、したいからしているのかを区別すること、すべてをいっぺんに変える必要はないことが伝えられ、コースは終わった。

日米文化比較

個人的には、私は自分が十分アサーティブな人間なんだということを確認したように思う。たしかに英語の世界で引っ込み思案にはなっているけれど、それは自己主張の問題ではないのだと他の参加者を見て気づいた。もちろん引っ込み思案からの悪循環を予防する効果はあったと思う。また「感情の語り方」の練習は、気がつかないうちに自分が使っている受動攻撃的なパターンを振り返るのに役立った。休日に友だちと出掛けてしまった恋人に、皮肉たっぷりに「さぞ楽しかったでしょうね」なんて言うよりも、「私は寂しいの。一緒にいて欲しい」と言ったほうが有効なのは、誰でも分かる。分かっていても意地を張って素直になれず、「あなたが○○してくれないから」「あなたはいつも○○だから」とつい言ってしまう自分に気づく。理論ではなく、ロールプレイの価値はそのあたりにあるのだろう。

それにしても、他の参加者のロールプレイには本当に驚いた。じれったくてイライラしてくることさえあった。何でそんなに気を使うんだろう。何でそんなに相手のことばかり考えるんだろう。何でそんなに怖がるんだろう。

日米の比較文化論で、アメリカ人は自己主張が強い、といったコメントがよく出てくる。その度に私は、このコースで出会った人たちの顔を思い浮かべるようになった。アメリカ人にも自己主張のできない人はたくさんいるんだよ。気配りの人はたくさんいるんだよ。気持ちを遠回しに表現する人はたくさんいるんだよ……。心の中でブツブツつぶやく。

もちろん「アメリカは自己主張に高い価値が置かれている文化」とは言いうるし、そこには一定の真実もある。だからこそ、アサーティブネス・トレーニングがはやったりするのだろうとも思う。

大学でもディスカッションのときに黙っている人には誰も気を使わないし、あえて話を振るといったこともない。それどころか、黙っている人は「人の意見だけ聞いておいて自分の知識や考えを他の人にシェアしようとしない、ずるくてけちな奴！」とさえ、思われかねない。そういう文化だからこそ、自己主張できない人たちの生き難さは相当なものだろうな、と思ったりもする。けれども同時に、そういう文化のなかで育ちながら、なおかつ自己主張ができないのはなぜなのだろうか、と考えたりもする。

コースで手渡された資料のひとつに、太宰治の『人間失格』からの引用があった。

「自分の不幸は、拒否の能力の無い者の不幸でした(1)」。

こんなところで日本の作家の文章に会い、ハッとする一方で、アメリカのセラピストが太宰を読み触発され、参加者に共感を与えたことが興味深かった。どんな世の中にも人に重荷を平気で押しつける人と、押しつけられて言い返せない人がいる。それぞれへの評価は時と場所で変わるだろうけれど、言い返せない人が共通してもつ心の暗闇（トラウマやアダルト・チルドレンといった言葉でそれは語れるのだろうか？）を太宰は描き出しているのだろう。ちなみに「人間失格」は〝No Longer Human〟と訳される。

ダンス上手

余談になるが、その後私は初級社交ダンスのコースにも挑戦した。結婚の予定を控えていて、覚えざるをえなくなったのだ。そこはアサーティブネス・トレーニングにも増して、驚異の世界だった。みんなあまりにも下手だった。手足がバラバラに動き、音楽のリズムさえ取れないアメリカ人の群れ。「アメリカ人なら踊りが上手なのが当たり前」という思いこみが、日頃自分が批判してきたステレオタイプな文化の見方だと頭では分かっていた。けれど視覚的に圧倒されてようやく思いこみは破壊された。

それから一年後、友人のパーティーに招かれた。頭の切れの鋭さとゲイであることで有名な人類学の院生が来ていた。卒業前にすでに西海岸の有名大学の職が決まっていて、外見もおしゃれな人だった。レゲエ音楽が流れ、気分の乗ってきた人たちが踊りだした。私の目はその院生に釘付けになった。音楽とこれほど不調和に体を動かすことができるのかと感心させられる踊りだった。まわりから浮き上がる下手さだった。アメリカ人だからってみんなダンスが上手なわけじゃない。そう理解したのに、ゲイであればダンスが上手だとやっぱり私は思いこんでいた。ステレオタイプにとらわれない心をもつことは、ことほど左様に困難である。

（一九九九年九月）

文献

（1）太宰治『人間失格：太宰治全集九』四九五、ちくま文庫。

（＊）現在では広く研修が行なわれるようになっている。

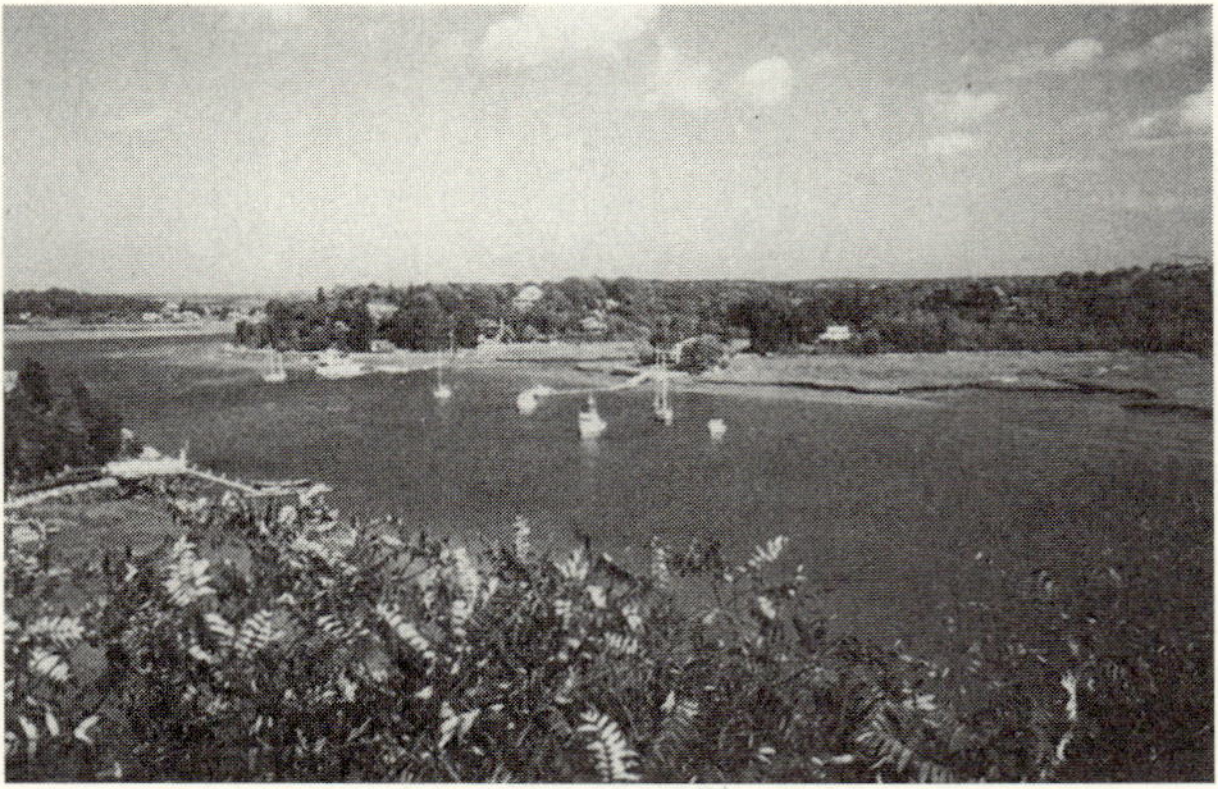

ニューイングランド、ケープ・アン

恋愛と結婚

吹雪の中、小さな岩陰にうずくまってお互いを暖めあう二匹のウサギ。杉田さんの話を書こうとすると、そんなイメージが浮かぶ。

たぶん、インタビューの最中につぶやいた彼の言葉がとても重く響いたせいだろう。

「ふたりで自殺しようかと話しあったこともあったくらいだから……」

いまどき親に反対される結婚で苦しむことなんてあるんだろうか。そんなの一昔前の話じゃないの？　そんなふうに私は思っていた。ロミオとジュリエットは、シェークスピアの時代だから人々の涙を誘うけど、レオナルド・ディカプリオがロミオを演じる時代じゃあパロディだよね。若い人はみんな自由。恋愛も生き方も。なにをしたって許される。いやなら親から離れればいい。日本が「民主的」になって、悲恋とか、親に引き裂かれた愛なんていうのがめったにないそんな社会になったから、逆に人は純愛に憧れるんじゃないの？　そんなふうに思っていた。

だから、アンケート調査でうつ症状の尺度が高かった男性のインタビューの中で十数人のうちふたりが、そんな経験を打ち明けてくれたのには正直びっくりした。

静けさ

杉田洋一さんは、三一歳。大学卒業後勤めた貿易会社からの派遣でボストンに来て一年あまり。

「こういうふうに誰かが訪ねてきてくれることは珍しいんですよ」

彼の家でわたしはインタビューをしたのだが、たしかに車でも市内からは五〇分位かかり、日本人も少ない地域だった。両隣にも人が住んでいるにもかかわらず、近所から物音ひとつ聞こえてこず、どこか実世界とは隔離されたような雰囲気が家の中に漂っていた。

奥さんは、もうすぐ初めての赤ちゃんが生まれるとのことで、お茶を持ってきてくれたが、おとなしそうな人ですぐに引っ込んでしまった。「妻はアメリカ人だと英語を気にして打ち解けないし、ほとんど近所付き合いもないんです」と杉田さんは言う。

けれどもいまはその方が気楽なのだと付け足す。

「この前も、そういえば人に呼ばれるのもおっくうだねって、びっくりしたけどふたりともそういう風に感じるねって話したんですよ」

それだけ聞くと体のいいのろけだが、ニュアンスは重い。

杉田さんはここ一カ月ほど身体の調子が悪かった。

「ずっと胃が痛くてね。下痢が続いてて。最近は特に身体が重くて、休みの日もただ家で横になっていたいって感じ。仕事をしていてもときどきふっと倒れそうになります。自分の身体に自信が持てなくなりました」

杉田さんは米国人のボスとその下数名、秘書ひとりという小さな事務所で働いている。仕事がら米国人と接することが多く英語も高い能力が必要とされるので緊張が絶えない。商売が絡むせいか、接する米国人も感じの良いのは表面だけで、奥底には人種差別的な偏見を感じることも多い。わざと会合でスラングの多い早口の英語で話が進められたり、自分の知らないランチミーティングがあったり、そのたびにやっぱり努力だけではダメなのかと落ちこむ。それでも、この一年間どうにか仕事をこなし、それなりのネットワークもできてきた。本当は白黒のはっきりしたアメリカ文化は自分には合わない気がする。でも、日本に帰ることはできない。少なくとももうしばらくは。妻がこちらの生活になじめば、おそらく永住が一番いいのだ……。

修羅場

杉田さんは、代々続いた家業を継ぐことを期待された長男だった。いまの貿易会社も後継者になるまでの修業として彼の父親のつてで入った会社だった。会社に勤めている頃、彼はいまの妻に出会った。会社の近くの喫茶店のウェイトレスだった。めだたない静かな女性だったけれども、深い澄んだ目をしていた。中学の頃母親が病気で亡くなり、五歳下の妹を母親代わりに世話してきていた。父親は優しい人だったが、母親が亡くなってからは酒量が増え、彼女の成人式の直前に血を吐いて死んだ。時折沈んだ表情を見せる彼女も杉田さんの下手な冗談にはよく笑ってくれた。彼女の笑顔を見るのが、かけがえのない喜びになった。

杉田さんの両親は保守的な土地柄に似合わず比較的自由に彼を育ててきた。父親は地域の役員をしょっちゅう引き受けていたし、母親も福祉団体の手伝いなどによく顔を出していた。だから両親が杉田さんと彼女の結婚に反対したときは腹立ちより戸惑いの方が大きかった。そして、いくら反対をしても彼女の人柄をよく知るようになればそのうち祝福してくれるだろう、と高をくくって、杉田さんは友人だけで会費制パーティを開き、さっさと彼女との籍を入れてしまった。

それからが修羅場だった。父親はもう家業を継がせないと言い出した。それはかまわないと思った。ずっと跡継ぎだとまわりも自分も思ってきたけれど、会社の仕事も悪くない。家業といってもいまは会社組織なのだから、誰か能力のある人間が跡を継げばいい、そう割り切れた。問題は母親だった。息子が跡継ぎにならない、それは受け入れ難いことだった。かといって夫の顔をつぶし、期待を裏切った息子を跡継ぎにと説得はできなかった。すべての元凶はと攻撃が息子の妻に向けられた。息子をたぶらかし、変な入れ知恵をしたに違いない。おとなしそうな顔をして、実は世間ずれした下品な女なのだ。あんな優しい息子が親を裏切るなんて。社長夫人になりたかったんだろう、おあいにくさま。別れるなら息子は社長にさせるけど、あんたみたいなのが社長夫人になったら商売上がったりだよ。

杉田さんが仕事に行っている間に、母親は始終電話を妻にかけて、そんな文句を言い募った。

「仕事から家に帰ってきて、妻が泣いているか笑っているかどちらなのか自分にとって非常に恐怖だった。そんな日が日本ではずっと続いていましたね」

杉田さんは、会社で海外赴任を強く希望した。このままでは妻の神経はやられてしまう。自分も気が変になりそうだった。自分の両親がこんなことまでするのか、こんな暴言まで吐くのかと信じられなかった。海外赴任はなかなか実現しなかった。妻は電話の音を聞くだけでびくつき、一時は声もでなくなった。ようやく海外赴任が命じられたのは結婚して二年近くたっていた。日本を出るときは、ほとんど駆け落ちの気分だった。いまも両親はおろか、親しかった姉にさえ連絡を取っていない。妻がそれだけで過敏になる。

「アメリカに来てからも、しばらくは尾を引いていましたね。以前のこと思い出して泣いたり、しょっちゅうしてました。ただ、子どもを授かってちょっと強くなったのか、日本のこと思い出さないくらい最近は回復したみたいですね」

妻の回復に比べ、杉田さん自身は渡米直後からすぐれない調子がより下り坂に向かっている。親への怒りだけでなく、妻をしっかり守ってやれなかった自分へのいらだちが消えない。とくにペースダウンしたのがここ一カ月ほどだ。

「集中力がなくなって、仕事中も後になって何をどうやったか全然思い出せないということがよくあるんです。かというと机に向かってじっとしていられない。車の運転もはっとすることが多い。この前も赤信号が見えているのに、止まらなきゃっていう考えが浮かばず、もう少しで大事故でした」

実はそのころ、所長の辞任の話が持ち上がっていた。新しい所長は日本から来るとか、いや中から大抜擢があるとか、事務所自体が他と合併してなくなるとか、いろんな噂が飛び交った。

「ようやくつかんだ静かな生活なのに、それがいまにも足元から崩れていきそうな気がしました。気にしないよう努めても、不安が打ち消せなくて……。日本にも帰れない。状況が悪くなって転職するにしても、東洋人を誰が雇ってくれるのか。もうすぐ子どもは生まれるし、一家を支えていかなければいけないのにってね」

夜は眠れないし、うつらうつらすると必ず悪夢。明け方には身体は疲れ切っているのに頭の芯だけが冴えている。胃の痛みがあまりに続くので、病院に行って検査を受けたけれども、異常ないと言われただけだった。

最近の雰囲気では、事務所の存続は確実なようだし、それほど大きな編成替えもなさそうだという。でも「まわりの些細なことですぐに動じてしまう自分の弱さが情けなくて」と杉田さんは言う。昔から「線の細い子だ」と母親から言われてきた。その母親の声が耳にこびりついて離れない。

宿題

もうひとりは、江崎智彦さん。年は二八歳、ある大手銀行に勤務し、ようやく自分の留学の順番が回ってきた。念願のボストンに来れたのはラッキーだったと笑う。中・高・大学とエリート校をまっしぐらに来た人だが、とても謙虚でどちらかというと目立たないタイプだ。

江崎さんも、このところずっと寝つきが悪く、胃もきりきり痛み集中力が落ちている。ボストンのあこがれの大学に来た直後はよかったものの、まもなく授業の課題の多さに目を回しはじめた。

「土日は宿題に追われていますね。ゆっくり眠れるのは木曜の夜だけ。金曜日になるともう二日しかないという感じで焦ってくる。月曜の朝が一番機嫌悪いですね、宿題できなかったというので。大学とスーパー以外に外に出るのは滅多にない。たまに車でカセット買いに行くとかくらいですね。遠出もしたいけど時間がない。病気ですね。一コマ目はいつもとってるんですよ。寝坊しないように。昼いったん帰って食事してまた授業。後自炊して食べて宿題してって感じ」

米国に来て、心を開くような人も江崎さんにはほとんどいない。

「ぼく人見知りするというか、選り好みが激しいというか。心開いて話したいと思うような人が周りにいないんですよね。求めてはいるんですけどね、話し相手を」

そんな話からはじまったので、「日本人のエリート留学生によくあるパターンだな」というのが私の最初の江崎さんへの印象だった。

語学力に大幅な差があるにもかかわらず、米国の一流大学の修士コースの中でさえこれまでと同様トップレベルの成績を取らなければ、自分が落伍者のように思えてしまう人。英語力を高めようと思って日本人の他の留学生と一切関係を持とうとしない人。毎週の信じられない量のリーディングアサインメントを真に受けて、ひとりで全文に目を通そうとする人。そうやって疲れ切るタイプがボストンには少なくない。

電話

ところが、しばらくそんな話をしているうちに気を許したのか、江崎さんの話題がどんどん変わっていった。

「いま女性のことがわからなくなっているんですよ。女性って簡単に嘘がつけるものなんですか?」

江崎さんには四年来付き合っている女性がいた。

「一緒にいるとすごく落ち着いちゃう人なんですね。でも社会のなかで生きていくってそれとは別で、社会のなかで耐えられる夫婦っていうのがあるんだろうと思うんですよ。アメリカに来てよけいにそう思う。学歴とか容貌とか教養とか。理屈ではそんなことどうでもいいとも言える。高卒でもどこかの短大でもしっかりしていればいいと言う人もいる。顔なんてどうでもいいとも言える。でも理屈じゃないところで押し通せるような自信を持たなきゃいけない気もするんですよ、持てなきゃつぶれちゃうんじゃないかと考えたりしている」

江崎さんの彼女は七つ年上、専門学校卒である。両親も彼女の存在は知っているが、特に父親はいい顔をしていない。官公庁勤務の父親は、銀行などでは「内助の功」の貢献が大きいことを誰よりもよく知っていた。「内助の功」どころか、トップに立てば立つほどパートナーも表に出て支える必要があることを父親は江崎さんに折に触れ、言っていた。ただ表だっての反対は逆効果だと考えてか、江崎さん本人が留学を機会に彼女との距離をおき、自然に気持ちを冷やすことを期待しているようだった。

江崎さん自身気持ちが揺れていて、米国に発つ前に彼女に結婚のことは口にしたものの、時期などは曖昧にしたままだった。電話も続けてするときとしないときの波が激しい。彼女の方も当然不安を募らせているようだった。そのなかで「嘘事件」が起こった。

あるときの電話で、彼女が一度だけの「浮気」を告白した。専門学校時代の同級生が交通事故で亡くなり、やはり同級生であった男性をなぐさめるため一緒に飲みに行って、そのあと一夜を共にしてしまった。それっきり相手とは会わなかったのだが、しばらくして相手が自殺をしてしまった。ところがその後彼女は妊娠していることに気づいた。もう年だから堕ろせない。そんな話だった。

江崎さんはびっくりした。けれども彼女を許そうと思った。結婚しようと言った。子どもも含めて。でも一週間ほど考えるうちに「ぼくは生まれてきた子どもを愛せない。愛する人を奪った男の生まれ変わりだから愛せない」そう思うようになった。そして彼女に「子どもを愛せないから一緒にはなれない。けれども心の支えにはなれるからいつでも電話をくれていい。こちらからかけるとつらいだろうから、こちらからはしないけど」と言った。

すると彼女が次の電話で言った。「全部嘘だったんだよ。上手だったでしょ」江崎さんは、もう何が本当なのかわからなくなった。嘘だというのが嘘かもしれないと思った。

でも次の電話で、彼女が「どんなことがあっても一緒に生きていきたい、もう一度考えてほしい」というのを聞くと、彼女がかわいそうで、でもこれも演技だったらとも思って信じられなくなった。「自分は掌の上で弄ばれている存在なんだろうか、それとも彼女の愛情が深すぎて血迷っちゃったんだろうか……。最初の段階でぼくが彼女の手を離すと思ったんだろうか。そうすればきれいに別れられたんだろうか。ぼくは別れたかったんだろうか。嘘がなければぼくはほかの別れ方を見つけていたんだろうか。彼女はそこまで見抜いていたんだろうか」。めまぐるしい、気の重い電話のやりとりで当然宿題は手に付かずにいつも夜が明けた。電話の向こうとこっちが朝と夜で、お互いの気分が違うのもふたりの気持ちのずれを深めた。のめりこむ気分と現実的な認識、情熱に駆られる気持ちとさめた計算。やがて、江崎さんは電話の線を抜いて、ビデオをたくさん借りてきた。そして一つひとつのビデオを早まわしにしながら画面をぼーっと見て眠れない夜を過ごすようになった。

夕闇

恋愛、結婚。「たかが」であり「されど」である。海外にいても、いやいるからこそ、人恋しいし、生き方を大きく変えてみたくもなる。誰もが家族の、そして世間の呪縛から逃れたり逃れ切れなかったりしながら暮らしている。

冬のボストンは早く日が暮れる。夕方四時半にもなると、もう空はすっかり紺色に染まる。夏時間が終わるとそれだけで急に一日が短くなった気がするのだが、一〇月、一一月と加速度的に日照時間は減っていく。もちろん、気温の変化が確実に伴う。夕闇のなか、それぞれの部屋の明かりがともる。明かりの下には、ふたりきり静かに子どもが生まれてくるのを待つカップル。遠い日本の誰かと切れそうな糸を必死でつなぎとめようと受話器を握りしめる若者。ゲームやビデオの画面に孤独を埋めこむ丸めた背中。誰が幸せで誰が幸せでないのかは、きっとわからない。ただせつなさが胸を突き上げてきそうになる情景である。

（一九九九年一二月）

邦人援護

領事館

世界各地の主要都市には日本領事館がある。領事館の重要な仕事のひとつに「邦人援護」がある。よくある盗難から詐欺、はては傷害や殺人事件などの犯罪に巻き込まれた日本人の援護をしたり、病気になって困った日本人からの相談にのったりする。ハイジャックがあれば、必ず日本人乗客が乗っているかどうかが報道されるが、あのような情報確認のかげにも領事館の邦人援護の仕事がある。

邦人援護担当の領事にとって、たいへんな仕事のひとつが、精神障害が関わっていそうで、かつ本人に病識がないケースである。領事館にはいろんな電話がかかってくるが、こういった相談は警察や病院、周りの友人などからのものが多い。もちろん、本人が相談してくるなかで、徐々に精神障害の関わりが明らかになってくることもある。最初は何がどうなっているのか状況を把握するだけでたいへんな相談も多い。びっくりするような状況に驚かされることもある。

たとえば、市の水道局から連絡があり、「日本人らしき人が大変な状態だから」というので領事が現場まで急いで駆けつける。アパートの一室につくと、すでに玄関のドアの足もとから少しずつ水が流れ出し、下の階にしずくを垂らしている。なかに入ってみると、水道局の人と警察官、そして日本人らしき年配の女性がいる。七〇も越えようかというその女性は、ピンクの水玉のネグリジェで、ブツブツと独り言を言いながら、スケートでもするような格好で、水浸しの床の上を滑るようにして、部屋のなかをまわっている。

「水が止まらない」と水道局に通報があり、担当の係が来てみたらシャワーの水が出しっぱなしで、すでに床は今のような状態だったのだという。もちろんシャワーの水は蛇口をしめたら簡単に止まり、水道局の人は「お役御免」と帰ろうとしたのだが、わけのわからない日本語で何かを訴えドアの前に立ちはだかって帰そうとしないので、しかたなく警察と領事館に電話をしたという。

領事が日本語で話しかけても、その女性はひとりで勝手にしゃべり続けている。どうやら日本語のようだが、ところどころ英語が混じっているようでもある。どちらにしても、意味は領事にもわからない。結局、一方通行のような形だが、病院に行ったほうがいいということを説明し、警察の方から精神科病院に連れていってもらうことになった。本人はわかったようなわからないような顔をしていたが、連れていこうとするときは、驚くほど素直に従って、領事と連れ立って部屋を出、警察の車にあっさり乗り込んだ。部屋を出る前に、鏡の前に立って、真っ赤な口紅をはみでるほど塗った。まわりはただ興奮させないよう、じっとその姿を見ていた。その間だけ、独り言は止まっていた。

自分から相談に来る人もいなくはない。領事館に日参する人も時にはいる。そうして「大学の寮の自分の部屋には毒ガス攻撃がかかっているから、毎日ホテルを転々としている。でも、これじゃあ生活していけない。なんとか毒ガス攻撃をやめさせてください」とすでに顔なじみになった領事に、また今日も泣きつくのである。

別の人は、真っ白の長いリムジンで領事館に乗りつける。背広の内ポケットから一

○○ドル札の束をぴらぴらさせながら取りだして、「これを渡すから、郊外に隠れ家を用意してくれ」と受付の人に訴える。領事が呼ばれて行ってみると、背広は端々に汚れがしみつき、耳にはティッシュペーパーを詰めている。なんでもニューヨークのマフィアから逃げてきたのだという。「あなたも聞こえるでしょ。無線の音」そう聞かれても、領事はどう答えればいいものか、とまどうばかりである。

邦人援護担当の領事といっても、精神医学的な知識をもっている人は少ない。精神障害をもつ人と話をしたこともなければ、近くに座ったことのない人も多いだろう。それが、仕事柄いろんな人と接するようになるにつれ、独学で勉強したり、知り合いの専門家に相談したりしながら、どうにか対応ができるようになる。そうして、ようやくそれなりの対応ができるようになったと思う頃に、任期を終え、次の任地や別の担当の仕事に移っていく。次にやってきた後任者はまた一から始めるしかない。もちろん、なかには引継用に、丁寧な資料や対応策、協力機関リストをまとめて手渡していく人もいないではない。医務官にも精神科医が数人いるので、領事館からインターネットなどを通して、彼らのアドバイスを受けるなど、以前よりずっと楽にはなったようである。

しかし、領事たちにとって現地にいて日本語を話せる精神科医の協力は貴重である。たとえば留学中で資格的には現地で医師としての権限がなくても、とりあえず本人と話をすることは可能である。そこから推測しうることを領事に説明することもできるだろうし、病院の医療スタッフも非公式にだが日本人医師の意見には耳を傾ける。幻覚妄想に支配されたり、険しい顔で徘徊したり、突拍子もない内容の話をする人たちに、精神科医はすでに慣れてしまっているが、領事たちのとまどいや不安は想像以上に大きいようである。もちろん、精神科医の方が、相談に乗りながら、領事の偏見に満ちたようにみえる理解に苛立《いらだ》つことも少なくはない。もう少し領事館の邦人援護の仕事と精神医学の、特に多文化間精神医学の専門家たちとを有機的につなぎ、支援体制をととのえることができないものか。そんなことを考えさせられる。

精神科病院

私自身も、何度か領事館からの相談にのったことがある。そのうちのひとつを紹介しよう（いつものことながら、プライバシー保護のため各事例の詳細には変更を加えているし、領事も私が会った複数の領事の混合像である）。

あるとき、領事館から私のところに電話がかかってきた。二日ほど前に精神科病院に強制入院をさせられた日本人男性がいて、英語はしゃべることができるという。しかし、話の内容が日本人にとってもつじつまの合わないものなのかどうかはっきりわからないので、病院でも慎重に評価を進めたいと思っているらしい。それで領事館に連絡がいき、領事館からは日本の身元に連絡を取ってみた。が、電話に誰もでず、まだ家族の誰とも連絡がついていないという。このまま意思の疎通が不十分なまま入院していても困るので、一度一緒に病院まで行って診《み》てもらえないかという話だった。

領事館の黒塗りの車で、ボストンから一時間ほど快適なドライブの後、着いたのは郊外に広がる大きな精神病院だった。以前見学に行ったことのある私立の精神科病院よりはシンプルなつくりだが、やはり以前に見学に行ったことのある州立精神科病院ほど冷たい感じはなかった。ここはずいぶんましな病院だな、と思いつつ、いくつかのビルのうち比較的新しい平屋の建物に案内されて歩いていった。建物のなかも、簡素だが居心地はよい。カウンティ（郡）立病院ということであった。それに比べて州立病院は中も外もコンクリート打ち抜きで寒々としていたし、各病棟はとても厳重に鉄格子でロックされていた。そこには日本の精神科の単科病院の閉鎖病棟と同じ匂いが染みついていた。尿と消毒用アルコールと、あと何を混ぜればこの匂いになるのだろうかと思った記憶がある。

そんなことを思い出しながら、ロビーのソファに腰掛けて、領事とふたりしばらく待った。ときどき、患者さんらしき人が歩いてきて、他のソファに座ったり、そこを通り過ぎて玄関のほうに出ていく。のどかな、ゆったりとした時間が流れている。

一五分くらい待っただろうか。やせぎみで中背の日本人男性が、職員に付き添われてこちらに向かって歩いてきた。四〇代半ば。ぺこんとお互いにお辞儀をした後、領事が、今回の訪問の理由を本人に告げた。すでに電話では一、二度話したことがあるらしく、男性はふんふんとうなずいている。

職員がロビーのそばにある小さな部屋に案内してくれた。私と男性、そして領事の三人がなかに入った。

世界戦争

男性は、広田三郎さんといった。年は五〇代前半。身なりはこざっぱりしていて、表情や姿勢にも崩れたところはない。紳士的な物言いで、自分のいまの境遇についての不満を言い始めた。

「東京にマンションがあるんですけどね、そこに帰るわけにはいかないでしょ。だって、二四時間、隣のビルから監視がついているんですから。空港まで行くのが一番苦労しましたよ。まくのがたいへんでした。やっぱりプロの仕業ですよね。巧妙です。……ほんとはね、マンションから避難させた荷物があってね、ある人のところに預けっぱなしなので、一度日本に帰ったほうがいいんですけどね。どうもそのなかのあるものが狙われているんですね。やっぱり国家機密に関わりますからね。問題は空港からですよね、今度もね。成田空港からどうやって無事に隠し場所まで行くか。いや、お金はだいじょうぶなんですけどね。反対勢力の方から、金塊が定期的に届きますから。ただ、どうもそっちの勢力にも最近内部分裂があったみたいで、連絡員もあてにならないんですよ。信頼してたらスパイだったたってことになると、私の信用が台無しですからね」

領事は、メモを取りながらも首を傾げている。私は続きを促した。

「でも、むこうもやるもんですね。あなた方にまで連絡が伝わってるんですね。やっぱり疑っていたとおり、国際的なシンジケートが陰であやつっているんですね。どこから連絡が来たんですか？」

領事は「病院です」と言い、わたしは「領事館からです」と答えた。

「そうなんですよね。病院や領事館までグルなんですよね。さっきのスタッフなんて怪しいでしょ？　でもね、あなた方が今日ここに来られることも、電話よりずっと前にわかってたんですよ。さっきのスタッフが私たちを引き合わせるだろうこともね。これは、たいへんなことですね。世界の政治がいま動きだそうとしている。大使ですか？　大統領ですか？　あなた方に指示を出しているのは。いえいえ、答えていただかなくて結構ですよ。もうだいたい調べはついていますから。それにしても、こんなことで世界戦争が未然に防げるなんて思っているんですかね？　私を殺したところで、また別の人間が同じように真実を暴くでしょうに」

米国には同じような事情で二、三回この二年間に出入りしていると広田さんはいう。日本の家族のことを聞くと、独身で、大学で上京して以来、ずっとひとりで東京に住んでいるとのことだった。田舎の両親はすでに亡くなり、兄が二人いるがどちらも一〇年前の法事で会ったきりとのことだった。

「これからどうなるんですかねえ。こんなところにじっとしていられないんですけどね。いろいろしなきゃいけないことあるんですから」広田さんの言葉に、「病院のスタッフからまたちゃんと説明があると思いますから」と言って、私たちは面接室を出ていった。

病院の方でも、広田さんの評価面接は終えていた。「統合失調症（妄想型）」診断に異論はなかった。

それでも、日本人の精神科医が面接して診断に同意をしたことは、病院にとっても領事にとっても、今後の見通しを考えるのに有用だったようだ。

帰りの車のなかで、私は領事に広田さんと同じように、「これからどうなるんですかねえ」と質問をしてみた。

病院の治療で広田さんが落ち着いたら、領事館としては早期の帰国をすすめるものの、強制力はないこと。強制入院については一定期間すめば米国の裁判所で再度審議され、彼の場合だとおそらく退院になるのではないか、とのことであった。

「またしばらくして別の病院から領事館に電話が来るのでないといいんですけどね」と領事は言った。

「日本に帰っていただいたら、私たちとしては安心といえば安心だけど、でも常連さんも多いですからね。必死で帰しても、本人が来たければまた来ることなんて簡単にできますからね」

一、二回目ならまだしも、それ以上になると、連絡を受けた家族の方もさじをなげていることが多いという。「もう勝手に入院させてもらっててください。日本に帰ってきたって、どうせすぐに病院行くのやめてしまって、またしばらくしたら、外国に飛んでいっているんですから」と。

国籍

広田さんの入院している病院から、また黒塗りの車で家の近くまで乗せて帰ってもらう間、外の流れる景色を眺めながら、私はつらつらと国というものについて思いを馳せた。

普段は意識さえしない「国籍」というのが、その存在感を示すことがある。外国に行って、パスポートをなくしてはじめて、自分が日本国民だということを感じたりもする。精神的な問題を起こした人への対応を見ていると、日本の領事館はよくやってくれるほうだと思う。けれども、たとえば在日コリアンであれば、日本語しかしゃべることができなくても、海外旅行中トラブルに巻き込まれたときに、日本領事館は動いてくれないだろう。日本に来ている外国人が精神障害に陥ったときも、大使館・領事館の対応は国によってさまざまだ。親身になって本国と連絡を取り合い、帰国や家族の訪問の手はずを整えてくれるところもあれば、いっさい関わろうとしないところもある。親切度は、総じてそれぞれの国力と比例しているようでもある。

ずっと以前に読んだ手記のおぼろげな記憶が甦る。日本人のほとんどいない国に長期滞在していた日本女性が書いたものだった。その国で内戦が起こった。交通網も寸断され、情報も途切れた。必死で隣の国との境まで逃げた。何日も歩いた。赤いパスポートだけ、しっかりからだに巻き付けて。どんなに大変な状況でもパスポートだけは肌身離すまいと決めていた。これさえあれば、自分は助かる可能性がある。なくせば、自分はどこの馬の骨かわからないと思われて殺されてしまうと。結局彼女は助かった。パスポートが彼女を救ったのかどうかは、思い出せなかった。

（二〇〇〇年三月）

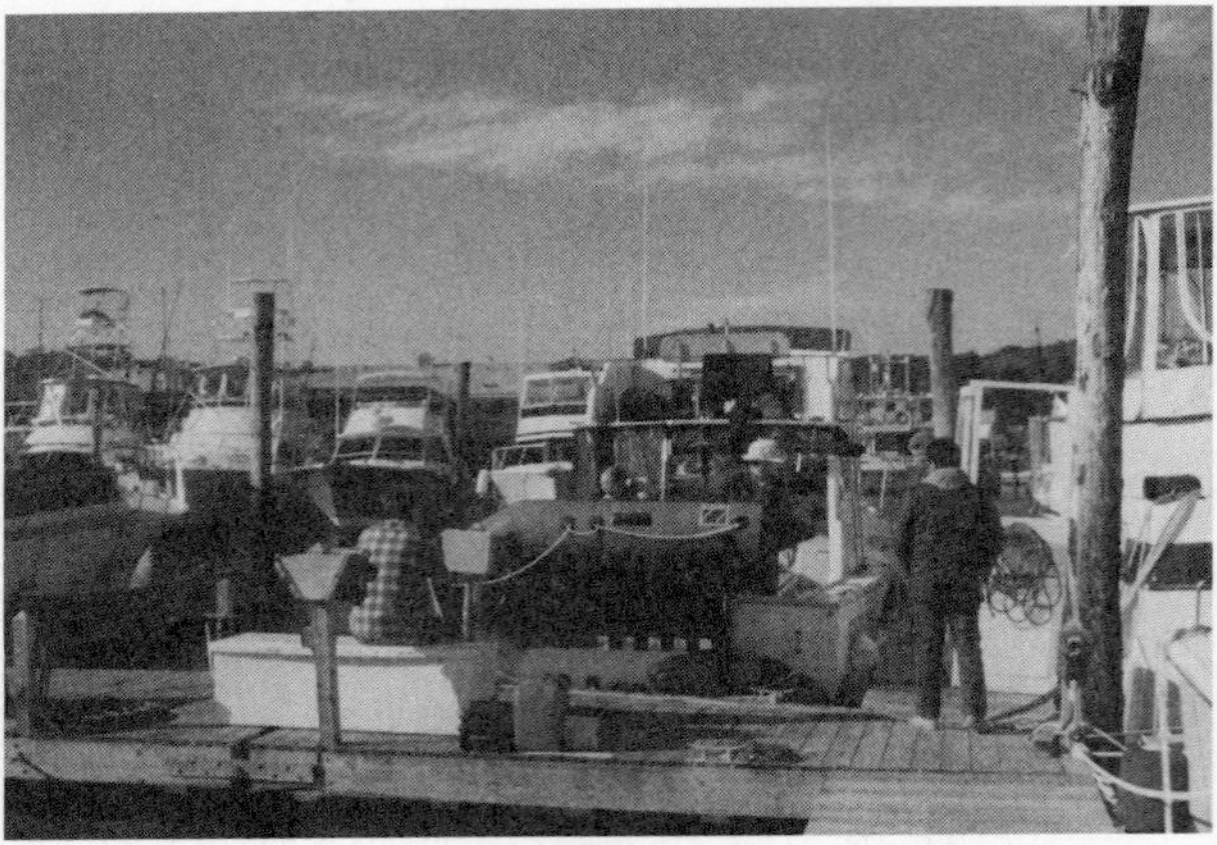

ボストン近郊のヨット・ハーバー

二〇歳の人生落伍者

大学キャンパス

ボストンは、ハーバード大学とマサチューセッツ工科大学（MIT）を双璧として、数多くの大学が集まり、世界各国からの留学生にあふれた街である。

一昔前なら、海外に留学するというと、将来の日本社会を背負うことを期待され選び抜かれたエリート学生というのがほとんどだった。けれども日本が経済的に高度成長を遂げ、ドルに比べて円が強くなり、八〇年代頃からはすでに留学はさほどめずらしいものではなくなっている。といっても、まだまだ海外留学への憧れは強く、米国、なかでもニューヨークやボストンなどは留学先として非常に人気が高い。吉本ばななの小説にも、ボストンにカップルが留学する話があるらしい。そういえば、私が学生時代に住んでいた京都には「ボストニアン」というおしゃれなパン屋さんがあった。「ボストン」は一種ブランドもののような効果をもっているようだ。

だからかどうかわからないが、ボストンで見かける日本人留学生はみんなここに来たくて来た、うれしくて仕方がない、と思っているように外からは見える。地下鉄（といっても地上を走っている）のグリーンライン沿線にはいくつもの大学のキャンパスが並んでいて、日本人らしき若者がかたまって歩いているのが、よく車窓から見える。高校出たての幼い顔つきとブランドものでかためた服やカバンの彼らを見る度に、「なんて恵まれた若者たちだろう」と私は正直感じていた。大学から（なかには高校から）子どもを海外で学ばせる余裕のある親。学費も小遣いも親からの仕送りの、贅沢でノーテンキなおぼっちゃん、おじょうちゃん。日本の経済発展もたいしたものだと思いつつ、私はどこか偏見を持って彼らを見ていた。

受験戦争

「何で、ボストンに来たかって？　人生のラクゴシャだからですよ。ラ・ク・ゴ・シャ」そんな言葉で私を驚かせたのは、まだ二〇歳になったばかりの悟さん。Tシャツにジーンズというラフな服装だが、ブレスレットにセンスのよさが光る。ボストンの街中にある大学に入学してまだ数カ月だ。夏から英語の講習で来ているから、ボストン滞在は半年近くになる。

「日本で大学受験に失敗して、去年一年浪人してがんばったんだけどね。今年また落っこちて……。受かったのは、三流に近い大学だけ。現役ならまだしも浪人してまで入る大学か？　みたいなとこ。で、親もちょっと世間体悪いし、みたいな感じで、留学って案が急きょ本格的にもちあがったわけですよ」

悟さんの話によると、彼の周りの日本人留学生はみんな同じようなパターンなのだという。

若者だからこその偽悪的物言いなのかもしれないが、二〇歳にしてすでに自分を落伍者に決めつけるなんて。甘えているだけじゃないの？　そんなふうに、私は反発も少し感じた。

けれどもその後、もうひとり同じようなパターンでボストンに来た学生の話を聞いて、ああ彼女も彼も深く傷つき、本気で自分を落伍者だと思っているのだということ

ないけど」

「日本にいられなくなったから来ました。逃げるようにっていうと、大げさかもしれ

に気づかされた。

さやかさんは二一歳。ショートカットで、ミニスカートのツーピースがよく似合う、素直な感じの女性だ。高校の時交通事故にあって数カ月入院したため、卒業が一年遅れた。そして大学受験に失敗、一年間必死で勉強した。なのにまた不合格。高校も一年余分だったのに、女の子が二浪だなんて、ということで、母親の知り合いを通して、今の小さなリベラルアートのカレッジに行くことが決まった。自分では二浪してでも志望大学に行きたかったが、市会議員の父親の顔色が気になって、最終的に決心した。

私の知らずにいたことだった。落伍者という気分でボストンに留学してきている若者が多いこと。大学受験に失敗したら、アメリカ留学というコースがすでにかなり定着しているらしいこと。

日本の理想の人生は、年齢ごとに越えるべきハードルの定まったベルトコンベヤーだ。高校に行って、せいぜい一浪か二浪でいい大学に行って、大学生活を楽しんだら、いい企業に就職して、何歳までに結婚して、何歳までに子どもをもって……。ベルト

コンベヤーは一種類だけ。途中で休憩もできないし、敗者復活戦もほとんどない。そう思い込まされ、そのコンベヤーからいきなり入口近くで落とされた若者たち。

留学生活

さやかさんは、大学生になったらいずれは留学したいとは思っていた。けれども、受験失敗の挫折感と勉強量の多さのせいか、ボストンに留学していることの楽しさはほとんど感じないできた。ドミトリーとキャンパスの往復の生活。土日も、出かけると次の週が疲れるので、楽しみはせいぜいビデオを借りてきてみるくらいだという。

小さいカレッジなのに日本人の女の子が三〇人以上いるのもショックだった。やはり、ほとんどが日本での大学受験失敗組だという。最初の頃はけっこうつきあっていたけど、遊びの誘いを一度断るとだんだん声がかからなくなって、よそよそしく振舞われるようになった。その半面、年上で唯我独尊のようにみえる彼女をたよりに、夜中泣きながら相談にくる女の子もいたりする。けれども、さやかさんにとっては誰とも親しいという感じがしない。

「表面的には私たち仲良しねっていうけど、本当はそうじゃない。修道院みたい。世界が狭すぎるなって感じますね。高校まで共学だったからよけい。まわりもお嬢さん育ちの人が多くて、みんな結婚を目標に生きてる」

悟さんは日本人の友人が多い。

「たいてい、日本人学生はつるんでますねえ。英語下手なやつ多いしねえ。課題こなすとかも協力しあって、手分けしないとおいつかないってのもあるけど。ま、日本に帰って日本の企業にみんな勤めるんだから、あんまりアメリカナイズしたら嫌われるし、いいんじゃないすか？」

どこか冷めていることを自分でも感じる。たしかに贅沢でわがままな日本人学生もいる。困ったやつというのも少なくない。だから、ほどほどにつきあっておく、というのが一番賢い方法なのだそうだ。

「ときどき、有名人の娘とか息子とかもいるんですよね。まあ、日本じゃゆっくり学生生活も送れないっていうのもわかるんだけど、けっこうひどいやついますよ。目立ちたくないなんていいながら、取り巻き連れて歩きまわってたりね。あ、もちろん取り巻きも日本人。それとか、こっちのちょっと崩れた感じの白人や黒人と、いかにもクスリやってますみたいに目をとろんとさせながら、恋人気取りで歩いてたり……。

え？　クスリ？　そんなこと、ここで話して大丈夫ですか？　……やってるやつ多いですよ。もちろん日本人留学生も。ボクはハッパどまりだけど、それ以上のもけっこうやってるんじゃないかな。手に入りやすいし。それに、なんかいかにもアメリカ暮らししてるんだって気になりやすいじゃないですか。一回試してみるだけっていうやつが多いけど、どうだろう。いいカモにされてるんじゃない？　日本人留学生って金持ち多いから。ボクんちなんて親父サラリーマンだから知れてますけどね、びっくりしますよ。一週間の休暇に三〇〇〇ドルだけしかおろさなかったよ、とかいうやつとか」

悩み

悟さんはアンケートのGHQのスコアが高かった。

「いまは調子いいほうなんですけど、ちょうどあのアンケート書いた頃、熱だして寝込んでたんですよ。寝てるといろんなこと考えだして、将来が決まっていないことか、なんか焦りが強くて……」

一度悩み始めるとどんどん落ち込んでいった。大学の授業は専門用語が多くて、その英語がわからないのも大変だった。

「高校の頃なんて悩むことなかったですよね。大学目指してがんばっていたし、サッカーばかりして忙しかったし、友達といつもケラケラしていたから」

一人暮らしも、ボストンに来て初めての経験だった。長男だったからけっこう甘やかされていたな、と親元を離れてみてよく感じる。

さやかさんも初めて親元から離れた。自分だけの時間がたくさんできて、家族のことや将来のことを考えるという。

「親の考え方をそのまま真に受けていたんだな、と感じます。それが、客観的にみられるようになりました。日本にいたときって、考えないですむから悩まなかったですね」

彼女も体の調子は悪くないが、フラストレーションがたまっているのを自分で感じるという。

「何に対してもムカムカして、いらついて、そのことばっかり頭から離れなくて、そのへんのもの投げたくなったりひっくり返したくなったりするんです」

周りの学生もみんな似たような感じだという。

「普通の話をしていたら突然泣きだしたり、日本に帰りたいとか、この生活イヤだとか。アメリカの食事で太ってしまって鏡を見るのがイヤだとか。一〇キロ、二〇キロ太る子多いですよ。ホントにざら。吐く子は見ないけど、無茶食いというか、気持ち悪くなるくらい食べてます。ひとり、あんまり太ったから彼氏に別れるっていわれて、無理してダイエットして、最後に倒れちゃった子もいます。あと、たばこも多い」

「アメリカ人の学生は他の大学との交流も積極的にしているけど、日本人はパーティーで声かけてもらえなかったとかいって帰ってきます。でもわがままで、ディスコで声かけられてもそういうのはいやとか。うちの学校の子、相手にされないとみんな知っているんです。遊び短大のひとつに数えられているから」

転機

それでもさやかさんは米国にいることがだんだん楽しくなってきたという。勉強もおもしろくなってきた。

「アメリカって、積極的にならないと取り残されるでしょう？　ホントにひとり。向こうからかまってくれないから。でもそういうの結構好きなんです。初めて本気で本を読んだり勉強したり。するとそれなりの結果が返ってくる。アメリカの方が過ごしやすいと思う。いろんな人がいるし。国籍も、年齢も、いろんな経験持っているし。日本でなら、こんな人と長くつきあってないなって思う人ともつきあえるでしょう」

最近さやかさんは、日本人より韓国とかインドネシアとかアジアからの留学生の友達が増えている。アメリカ人も悪くないけど、下手な英語同士でも彼女たちとのほうが、悩みも似ているし、気持ちも通じ合えるような気がするそうだ。

悟さんは、ルームメイトができて、少し生活が変わってきたかなと思う。アメリカ人だが、自分の英語でもだいたい分かってくれる。聞こうとしてくれる態度がうれしいという。いろいろな経験をしてきた人なので、聞いていると参考になる。彼が三〇歳なので、自分も三〇歳まではだいじょうぶかなと思ったりするという。

人生脚本ということばがある。自分の生き方のシナリオ、ストーリー。ナラティブ・セラピーなどでも使われている。

日本社会における模範のシナリオは決まっている。本当は、そこから洩れる人生のほうがずっと多いのに、洩れた人間はみんな自分が欠陥を持った人間であるかのように考えてしまう。何度でもやり直しの機会や、挑戦のテーマはあるはずなのに、もうこれで人生が終わったような気持ちを持ってしまう。ハードルをうまく越えて先に進んだ友達に二度と追いつけない気がして、自分の居場所さえなくなったような気がする。それでも、海外に脱出するだけのエネルギーを持てた若者は、健康的なのだともいえるかもしれない。たとえ親がかりであるにせよ、住み慣れた場所から離れ、言葉や習慣の違う国で過ごすことはそれほど簡単なことではない。若い時期、傷つきやすくてもその分しなやかで回復力のある時期に、これまでの常識が通用しない世界に飛び込むのは悪いことではないだろう。異文化に住むことは、必然的に予想外の出来事を数珠つなぎに呼びこんでくる。それらはすべて貴重な経験になる。日本のことも、中にどっぷり浸かっているより、外の世界から覗いたほうがよくわかる。親からの自立も距離が離れている分、スムーズにいくかもしれない。

いきがってみるのもよし、しらけてみるのもよし、お祭り騒ぎもよし、孤独に浸るのもよし。じたばた苦しむのも、涙で枕をぬらすのも、無茶食いするのも、決して無駄にはならない。

悟さんはいう。「いま、二〇歳って重いですよ。早く自立したいというか。こっちで勉強すると親に頼らないといけないでしょう。ずっと親を働かせるのいやでしょ。母親が実家を継いで、商売やっているんですけどね。長男だしね。自分としてはいま勉強していることでこっちに仕事見つかれば残ってもいいけど、そういうわけにはいかないでしょうね。こうやってアメリカにいると、母親の商売もけっこう将来性あるかなあって、いろんな方向に広げていけるかなあなんて。なんかアイデアも浮かんでくるし、おもしろそうな気がしてきたんですよ」

さやかさんは、卒業という目標があるから、いまふんばることができているという。そして親とは二年間の留学という約束だけれども、最近もう少し延長したいと思うようになっている。

「短大卒業で帰るという約束があったから、漠然とスチュワーデス（キャビンアテンダント）になろうかなとか考えていたけど、とりあえず編入試験受けてもう少し残ってみたい。日本で大学卒業した人に負けないくらい、生き甲斐のある仕事を見つけられたらって思っているんです」

「たしかに贅沢といえば贅沢、甘えたといえば甘えた若者たちかもしれない。けれども悩みを持たない人間はいない。それぞれ与えられた境遇で、苦しんだり、うらやんだり、あがいたり、じたばたしたり、這い上がろうと努力をしている。

かたまって歩く日本人留学生と、時折街ですれ違う。中身のない日本語の会話が聞こえてきても、以前ほど私は気にならなくなった。あたりさわりのない話をしながら、かたまりのなかの一人ひとりが、それぞれ挫折感につきまとわれ、解決のつかない悩みを抱え、寂しさに身をよじりそうになっているのかもしれない。ばかげたジョークをまきちらすことで、かろうじて、大声で泣き叫ぶのをこらえているのかもしれない。お互いへのいたわりと優しさが、彼らの凝集性を育くんでいるのかもしれない。そんなことを、悟さんとさやかさんは私に教えてくれた。ふたりに一〇年後か二〇年後、再び会ってみたいと思った。

（二〇〇〇年六月）

謎の女

ポストドクトラルフェロー

完全にふりまわされていた。

毎日仕事には行って、実験もどうにかこなしている。けれどふと気づくと理恵子さんのことを考えていて、手が止まったままぼうっとして時間がたっている。このままじゃまずい。

いつもの自分にもどらなきゃ……。

そう思いながらも、俊樹さんは眠れない夜を埋めるために、コンピューターに向かう。原理は単純なゲーム、テトリスの難度をどんどん上げる。落ちてくるコマで、いびつに堆積したコマを消していく。

ひさしぶりに友人の茂雄さんから私のところに電話があった。茂雄さんのルームメイトの俊樹さんが相談にのってほしいということだった。ハーバード・スクエアの誰もが知っているオープンカフェで待ち合わせた。浮かない顔、心ここにあらずといった感じで通りを眺めているのが俊樹さん。私の姿に気づくと、現実に戻っていつもどおりの照れ笑いをみせる。茂雄さんは、その横で地元紙ボストングローブを広げている。私が席に着くなり、「じゃ、オマエにまかせるから。オレ、これからデート」と新聞をたたんで立ち上がる。「コイツ精神科医だし、こう見えてもけっこう頼りになるから」と、不安を和らげるのに役立つかどうかわからないようなせりふを俊樹さんに残して、さっさと地下鉄のエスカレーターのほうに向かう。

俊樹さんと一対一で向き合うのは避けたいというひそかな願いは早くも裏切られた。こうなってはしかたない。職業意識を全面的に働かせるしかない。

俊樹さんは、ボストンの大学で免疫関係のポストドクトラルフェローをしている。年は三〇を少し越えたくらい。ボストンに来て二年になる。いかにも理系の研究者っぽい雰囲気が漂う。最初茂雄さん主催のホームパーティーで見かけたときは、ソファにひとり座って誰とも視線を合わせないようにしていた。「この人よくこれでアメリカで生きてこられているなあ」と正直私はびっくりしたものだ。英語もあまり上手ではないようだった。発音は日本語そのものだったし、それを平気でしゃべりたおす厚かましさも持ち合わせていなかった。余り近づきたくないタイプだなあと思いつつ、免疫研究の最前線について少しだけ話を聞いた。

ちょうどその頃、私はボストン在住日本人のメンタルヘルスの調査を終えた後で、調査結果をまとめアドバイスや関連情報も加えたメンタルヘルスハンドブックを作成中だった。調査結果の還元の意味もあって、日本人会主催の新年会で配る予定にしていた。ハンドブックのコンピューター上の編集を手伝ってくれたのが情報工学の大学院生である茂雄さん。もうひとり手伝ってくれた広子さんという女性と三人、茂雄さんの部屋で編集作業に追われる日が続いた。ところが茂雄さんは友人が多くて、作業の途中でも電話がなると「ちょっと出かけてくるから」としょっちゅう姿を消してしまう。ページのレイアウトや文字飾りや大きさの調整に手間取って私と広子さんが立ち往生する。期限が迫っているから、そのまま待っているわけにはいかない。そういうわけで、茂雄さんと同じアパートに住む俊樹さんにも、一、二回助けを求めた。俊樹さんはコンピューターが得意で、私たちの困っている点をさっさと解決してくれた。目も合わさず、言葉もほとんど発しないのだが、俊樹さんも私たちが喜んで礼を言うとまんざらでもないようだった。内向的で人付き合いが下手に見えるけれど、実はとても温かい人なのかもしれない。そう思いつつ、ハンドブックもできあがってしまったので、それきりになっていた。たまに大学構内ですれ違うことはあったのだが、あいかわらず外見は一緒で、みなりも全然構わず、視線を合わせずに話をしている姿は、一生そのまま恋愛もせず、独身を通すのではないかと思わせるに十分であった。

恋わずらい

俊樹さんの話はこうだった。あいかわらず、俊樹さんの目はテーブルのほうばかり向いていたが、話はなかなか筋道立って、かつ豊かな語彙にあふれていた。恋は人を詩人にするというが、素養は必要だ。俊樹さんには隠れた素養がたくさんあるようだった。

茂雄さんと俊樹さんは広いアパートを四人でシェアしている。そのルームメイトのうちの一人が、母国に帰るということで抜けた。日本食品店に新しいルームメイト募集の張り紙を出し、それを見てやってきたのが理恵子さんだった。米国ではルームメイトとして異性同士が一緒に住むのはありふれたことだし、一人分でも家賃が減るのは財布にひびくので、理恵子さんはすぐにルームメイトとして認められた。

理恵子さんは謎の人だった。なんでも日本に夫と小さな子どもがいるけれど、お姑さんとの折り合いが悪くて米国に来ているという話が伝わっていた。年齢も三〇歳にそろそろ届きかけていそうだったが、服装が若々しいと二〇歳そこそこに見えることもある。整った顔立ちはどこか幼さを残して、たよりなげな雰囲気が漂う。

ボストンにどれくらいいる予定なのか、その前はどこにいたのか、いずれ日本に帰るのか、どこか別のところに行くのかもわからなかった。本当のところなぜボストンにいるのかもはっきりとはわからなかった。滞在費は家から送ってもらっているらしいが、それも真偽のほどは定かでなかった。英語を勉強しているというが、簡単な買い物ができる程度で上達はしていない。それでも、昼間はどこにいくのかいつも出かけている。

俊樹さんは一度、理恵子さんが白人の若い男性の腕にくっついて歩くのを見たことがある。俊樹さんは、なるべく理恵子さんには深入りしないようにしようと思ってきた。けれども、同じアパートだから台所ですれ違うことも多いし、それで立ち話が始まることもある。コーヒーを用意していたら、ついでに相手の分を作りあうこともある。たわいない話だけだが、英語が苦手な俊樹さんにとっては、そんな関わりがとても気の休まる時間になっていった。

やがて、俊樹さんが夜、部屋で日本酒を飲みながらテレビのフットボールゲームを見ていると、理恵子さんがやってくるようになった。お酒は飲めない体質らしいので、何するわけでもなく俊樹さんの横に座ってフットボールを眺めている。ゲームのルールはわかっていないみたいだし、もともとスポーツ観戦に興味があるわけでもないようだった。誰だって寂しいことがあるから、と思って、俊樹さんは理恵子さんがくるのを拒まなかった。内心嬉しい気持ちもあった。けれどすでにほろ酔い気分になってから、彼女が部屋に入ってきて、膝を崩して座るそばで、自制心を保つのは困難だった。そっと膝に手を触れてみた。理恵子さんはいやな顔をしなかった。「酔っぱらっちゃったよ」というと、彼女は膝枕をしてくれた。横になると暖かくて、ほんとうに酔いがまわって、そのまま眠ってしまった。

次の朝、理恵子さんとアパートの出口ですれ違ったが、照れくさくて声も交わさなかった。けれども、その夜もまた同じように理恵子さんは俊樹さんの部屋にやってきた。誘うともなく誘われるともなく、二人は裸になってベッドの中で抱き合っていた。そんなことが何度か繰り返されるようになった。俊樹さんは理恵子さんが結婚しているということや、アメリカ人のボーイフレンドがいそうなことから、最後の一線を越えることは抑えていた。もどかしかったが、俊樹さんは、最後までいったら男性は女性に責任をとらなければいけない、そんなふうに古風に思っているところがあった。最後までいくということはステディな関係になるということだと思っていた。理恵子さんもそういう関係の手前で留まることを望んでいるのかどうか、満足しているのかどうかはわからなかった。理恵子さんが、はっきりと言葉で自分の意思を告げることはほとんどなかった。

俊樹さんを悩ませたのは、理恵子さんがそのうち、お金がなくて家賃が払えないと言い出したことだった。電気代や水道代も四人で均等割りするのだが、それらの支払いも遅れていた。会計役の俊樹さんは自分で立て替えざるをえなかった。時には、理恵子さんに「ちょっと手持ちがないけど、食料品買いたいから」と言われて、二〇ドルとか五〇ドルとか貸してあげることもあった。そのお金を理恵子さんは返すことはなかった。時には「日本からの送金が遅れていて」と言い訳めいたことをもらすこともあったが、真偽のほどはわからなかった。何度も同じことを繰り返すので、きついことを今度こそは言おうと思うのだが、ちょっと言いかけただけで、彼女がシュンと泣き出しそうな表情をするので言えなかった。言ってしまったら、彼女がその場で消え入ってしまいそうな錯覚に陥るのだ。

俊樹さんは、彼女の気持ちをどう考えたらいいのかわからなかった。直接聞いてみたい気もしたが、いざとなると躊躇してしまう。自分は利用されているだけじゃないんだろうか。そんな気もしてきたが、本当にそうだと認めるのは怖かった。

自分が理恵子さんのことを好きなのかどうかもわからなかった。彼女が望めば二人でずっと暮らしていくこともできなくはないかもしれない。でもそれを自分は望んでいるのだろうか。彼女は人生のパートナーとして信頼していける人間なのだろうか。

前にも後ろにも身動きがとれず、この頃は日が暮れるのが怖くなってきた。また理恵子さんが部屋に入ってきたら、どうふるまえばいいのか。このままずるずると続けていくと自分はどうなっていくのだろうか。

女性にかけては百戦錬磨の茂雄さんに相談してみたが、「ああいう女性は避けたほうがいいんじゃない？」というだけだった。茂雄さんもフランスからの留学生の彼女のところに入りびたって、最近はほとんどアパートにいる時間がなかった。けれども、家賃を俊樹さんが立て替えているという話を聞いて、ようやく俊樹さんのハマり具合を心配し始め、私への相談につながっていったのだった。

アドバイス

相談といわれても、恋わずらいばかりはどうしようもないところがある。やめなさいと言われてやめられるものではない。いや、やめなさいとまわりから言われたら、よけい気分が盛り上がってしまうのが常だ。海外生活はやはり心細いものなので、これまでにも留学生同士の恋愛沙汰はよく耳にし、その解決にかりだされたことも何度かあった。けれども結局どれも、行きつくところまで行かないと収拾がつかなかった。

異文化での人恋しさとロマンティシズムが混じり合って、誰もが恋物語のクライマックス（端から見れば修羅場なのだが）を通りすぎないと憑き物は落ちない、そんな感じだった。

だから、私にできるのは俊樹さんの話をひたすら聞き、彼自身が問題点を整理するのを手伝うだけだった。アドバイスを求められても精神科医らしく、のらりくらりと個人的な意見を言うのは避けていた。すると、それまでうつむいてテーブルを見ながら話をしていた俊樹さんが、きっと顔を上げて言った。「精神科医としての意見を聞いているんじゃない。友だちとして、それから理恵子さんと同じ女性として意見を聞いているんだ」

俊樹さんが私にちゃんと目をあわせて言葉を発したのはそれが初めてだったように思う。

結局私は、理恵子さんを「偵察」するため、俊樹さんたちのアパートに行くはめになってしまった。それほど俊樹さんの迫力には鬼気迫るものがあった。もう、友人の恋愛相談に気軽にのるのはよそうと深く反省しつつ、私は台所に陣取り、理恵子さんをさりげなく観察する任務を果たした。二回ほどそんな機会が設けられた。理恵子さんと挨拶は交わしたが、話はどこかすれ違って続かなかった。ただ、いったん顔を覚えると、ハーバード・スクエアあたりで理恵子さんをときどき見かけるようになった。

理恵子さんは、見るたびに印象がひどく違う人だった。たよりなげで存在感が薄くて、いまこの人に光があたっても影ができないんじゃないかと思うときもあれば、華やかでまわりの視線をどうしようもなく引きつけるオーラを発しているときもあった。冷えびえとして、体の中は氷がつまっているんじゃないかと感じさせるようなときもあったし、人なつっこい童女のように見えるときもあった。痛々しさに突き動かされるような雰囲気のときもあった。どこかにいつもアンバランスさが漂い、炎と氷を両方抱えて生きている感じ。知らない間にまわりのほうが揺り動かされる感じ。恋のライバルにだけはしたくないと思うような女性。

東洋系の男性にしなだれかかるようにして、うつむきながら歩く理恵子さんとすれ違ったことがある。すれ違うとき耳に入った男性の言葉は、日本語ではなく中国語だった。語気が荒くて説教調だったのが気になった。

結局のところ、私のアドバイスは、茂雄さんと同じようなものだった。「ああいう女性は避けたほうがいいんじゃない？」

俊樹さんも、十分わかっているようだった。滞納している家賃は合計するとかなりの額になっていた。それでも、まだ俊樹さんの気持ちは行きつくところまでは行きついていないようだった。

目撃

そのうち、茂雄さんが例のフランス人留学生のところに本格的に住むことになった。置いてあった荷物を全部アパートから引き上げ、車で運ぶのを私と俊樹さんは手伝った。俊樹さんは、ルームメイトが減ることに不安を抱いていたが、自分のために引きとめるわけにはいかないと、気持ちを抑えているようだった。荷物を運び終わり、茂雄さんが私と俊樹さんを車で送ってくれた。日が暮れかかり、途中の道は渋滞していた。車のなかから一組のカップルの姿が見えた。ハーバード・スクエアから少し離れた公園の道。何か変だった。男性の腕が女性の顔の前を何度も行き来する。女性の長い髪がそのたびに大きく左右交互に揺れ、空を切る。女性はよろめくが、持ち直す。またよろめいては、かろうじて倒れずにとどまる。激しい力で平手打ちが繰り返されているようだった。赤信号で車は止まった。私たちはカップルを見るともなく見ていた。というより目が離せなくなった。同じことが五、六回繰り返された後、女性が男性に突然抱きついた。一瞬の静けさの後、今度は激しい抱擁が始まった。お互いをなめ尽くすようなキス。男性の髪は銀色でけっこう年配のようだった。背中にしがみつく腕が狂おしい。小柄な女性の黒髪が小刻みに揺れる。抱き合ううちに、女性の白い太腿があらわになる。

信号が変わって車が流れ出した。カップルが視野から消えた。そのとき、私の横から絞るような声が聞こえた。「理恵子さん……」俊樹さんの声だった。顔は蒼白だった。どうにかアパートの前まで着いた。車が止まったとたん、俊樹さんはドアをあけて飛び出した。そして道ばたにしゃがみこみ、吐き始めた。その日食べたものをすべて吐き、飲んだものをすべて吐き、胃の汁を吐きそれでも止まらなくて、咳き込み、空えずきをし、何度も何度も横隔膜を痙攣《けいれん》させていた。

俊樹さんは、その後数日もしないうちに、アパートを出た。だから私ももう二度とそのアパートに寄ることはなくなった。新しい住所を俊樹さんはハガキで教えてくれたが、なかなか行く機会がなかった。そうして季節が変わり、年度が変わった。俊樹さんが西海岸の大学にフェローの所属先を移したことを、私が茂雄さんから聞いたのは、再び季節が変わってからだった。

不思議とあれ以来、スクエアあたりで理恵子さんの姿を見ることもなくなった。彼女がまだこの街にいるのか、アパートまで確認しに行く気にはなれなかった。

彼女は私の患者でも相談者でもない。もしも彼女が困ったことがあって、精神科医に会いに行ったら、境界性パーソナリティ障害とか、解離性障害とか、演技性パーソナリティ障害とか、いろんな診断名が彼女に与えられるのかもしれない、と私は夢想する。でも、彼女は精神科医に会いには行かない。精神科医に助けを求めない。彼女は困っていない。どこでも生きていける、まわりを困らせてでも。けれども彼女は本当に生きているのだろうか。生きてきたのだろうか。生きていたいのだろうか。どこでも死ねなくて、生きてもいなくて、浮遊しているのだろうか。誰かが聞いてくれるのを待っているのだろうか。あなたは誰ですか？　と。どこからきて、どこへ行くのですか？　と。

（二〇〇〇年九月）

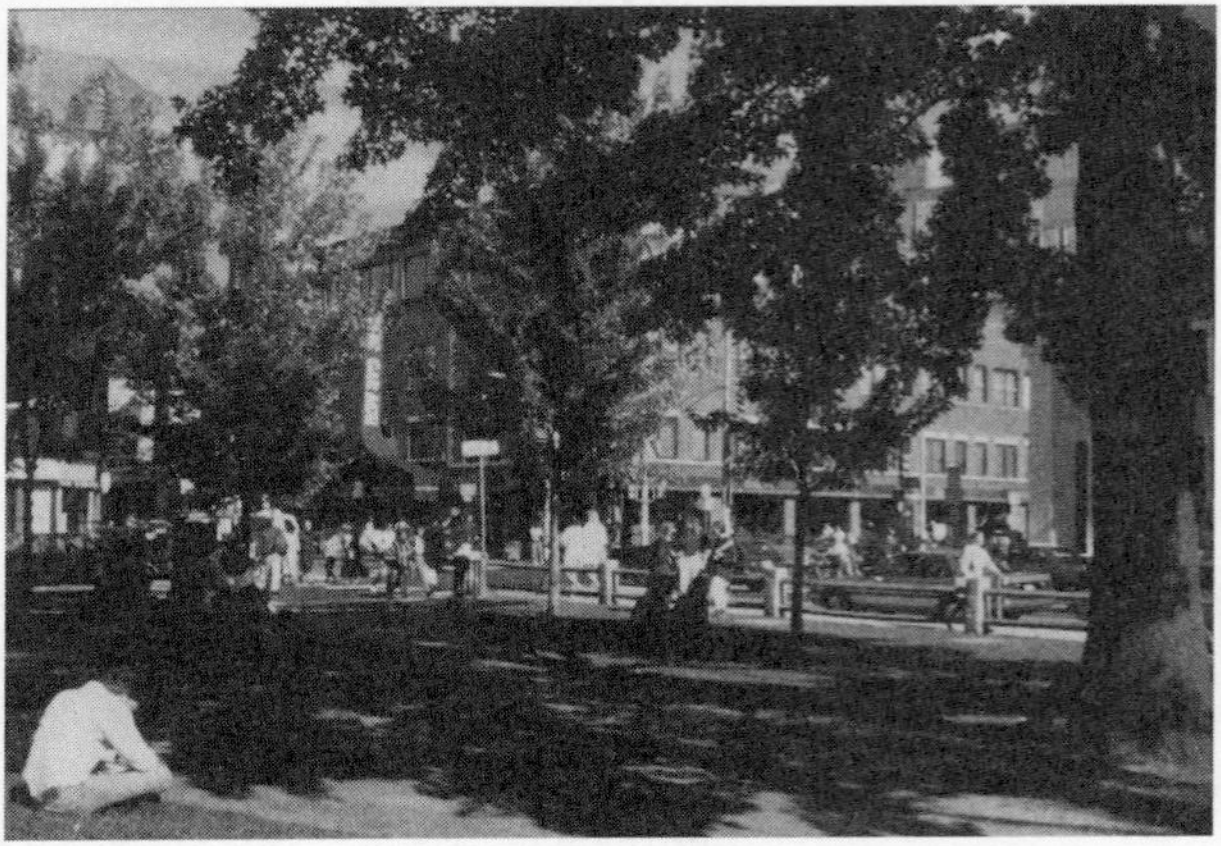

ハーバード・スクエアでくつろぐ人たち

パレスチナ

銃弾のなか、お父さんにしがみつくパレスチナ人の男の子の映像。窓から放り投げられようとするイスラエルの若い兵士。イスラエルとパレスチナの間で、また多くの血が流されている。新聞を広げながら、私はため息をつく。そしてふたつの情景を思い出す。

ひとつは、ボストンのアパートメントのバスルームに吊るされた女性の下着。もうひとつは、エルサレムを走るバスのプラスティックでできた窓である。

ルームメイト

私は留学して二年目の一九九〇年夏から、ハーバードスクエアから歩いて五分ほどのアパートメントをルームメイト二人とシェアして住んでいた。ひとりはボストン出身の女性で、キリスト教の牧師になるための勉強をしていたキャシー。私より五つほど年上で、落ち着いた感じの人だった。

もうひとりはパレスチナ人の女性で、ジェイミー。アラブ名は別にあるのだが、みんな呼びやすいジェイミーの方を使っていた。彼女も宗教はクリスチャンで、臨床心理学を専攻しボストンの精神医療センターで研修を受けていた。ジェイミーは私より三つほど年上だっただろうか。ちょっとはにかんだところのある、控えめで優しい人だった。パレスチナ出身ということで私は好奇心にまかせていろいろ質問し、専門も似通っているので彼女とはよく話をしたものだ。が、いまとなってはジェイミーがどんな経由でいつボストンにやってきたのかをはっきりとは覚えていない。

ただ彼女の話のなかでいくつか印象に残っていることがある。研修の指導者はユダヤ系の精神療法家が多いこと。あからさまに敵意を向けられることは少ないけれど、パレスチナ人であるということで距離をおかれたり、他の研修生のように便宜をはかってもらえないことが多いこと。いまの研修が終わったらそのまま米国で仕事を見つけたいけれども、絶望的だろうということ。パレスチナに帰ったら、インティファダで傷ついた子どもたちの精神的ケアに携わりたいということ。臨床心理士が役に立てる仕事は不幸なことにパレスチナでは多いけれども、まだまだ心理的ケアまで公的な整備は手が回らないこと。だから研修の成果を役立てようにも、実際にそういった仕事のポジションが簡単に見つかりそうではないこと。

よく知られているように、米国のアカデミズムに占めるユダヤ人の数は人口比率に比べてかなり多い。特に精神医学や心理学領域ではフロイトの影響もあってか、ユダヤ人がマジョリティを占めているような印象を受ける。私には誰がユダヤ系で誰がそうでないのか見分けもあまりつかなかったし、現代の米国においてユダヤ人であるということの意味や影響がどういうものなのかも細かいところまではわからなかった。ただ、おそらく米国の精神医学の発展を理解するにはユダヤ人の被差別や抑圧、抹殺といった歴史を抜きに語ることができないだろうし、マイノリティ性を刻印されたユダヤ人たちが精神医学の理論に与えてきた影響や意義はとても大きいのではないかと漠然と考えていた。

ところが、そんな状況の場所にパレスチナ人としてジェイミーが入っていくとき、マイノリティ性はどんな方向に左右するのだろうか。残念ながら、自分たちが差別されてきたからといって、一切差別する側にまわらないでいられるほど、人間は清く正しくも、強く美しくもいられないようである。ようやく築き上げた砦を守ろうという意思や、それを脅かすものへの攻撃性は、虐げられてきた人たちの方が強いとさえいえるかもしれない。差別するという意識はなくても、同類や仲間で固まることが、ある人たちを疎外してしまうという状況は世の中にあふれすぎるほどある。

それが、大きなレベルでいえば、イスラエルという国家の生まれながらに持つ、そして存在する限り消すことのできない課題の核心なのだろうし、個人的なレベルでいえば、ジェイミーが日々味わわねばならない居心地の悪さなのだろう。ジェイミーは静かな人なので、聞かれたら愚痴をこぼしはするものの、たんたんと毎日を過ごしていた。けれども、彼女が耐えている激しい怒りや不安はきっと沸点に近づいていたに違いない。

レースの下着

冬が深まりかけた頃だっただろうか。三人で共有するバスルームのバスタブの上に、レースのついたきれいな下着が並んで干されるようになった。キャシーが私に教えてくれたことによると、ジェイミーに米国人のボーイフレンドができたようだった。そういえばこのところ、はしゃいだ感じのジェイミーを見ることが多かった。米国の人たちは普通乾燥機を使うので、日本のように外に洗濯物を干すことはない。ましてや、共有のスペースに下着を干すというのはめずらしいことである。そのことはジェイミーも知っているはずだった。ただあまりに繊細な生地なので乾燥機の熱にはさらしたくなかったのだろう。

まあ、よかったわね、めでたいことだわねと思いつつも、バスルームの下着に対する不快感は私のなかでだんだん増していった。それと同時に、共有のダイニング・キッチンやリビングルームに、ときどき汚れたまま置きっぱなしになってあるコーヒーカップだとかお皿だとかも、気になるようになってきた。私もあまりきれい好きではないのだが、赤の他人と一緒に暮らすのだから一定のルールは守らなければやっていけない。「もう、ジェイミーったら……」と内心不満を感じながら、もめたりするのもいやだったので、何も言わずにいた。キャシーを通して注意してもらおうかとも思ったけれど、せっかく幸せな気分にいるジェイミーに水を差すような真似はしたくなかった。けれども、私のジェイミーに対する態度はその頃かなりそっけない態度になっていたような気がする。

一、二カ月が過ぎた頃、ぱったりとバスルームからレースの下着が消えた。キャシーが注意したのかなと思ったけれども、そうではなかった。ジェイミーが、つきあっていた男性にふられてしまったのだ。キャシーの話によると、相手の男性はまだ学生でジェイミーよりかなり若かったらしい。遊び半分というわけではないにしても、軽い気分でジェイミーとつきあっていたようだった。私も何度か電話を取り次いだことがあったのだが、なんだかちゃらんぽらんで失礼だなあ、とあまりよくない印象を持っていた。でも、ジェイミーのほうは、病院研修が終わりに近づいてきているせいもあって、彼との仲が深まれば結婚を前提にこのままボストンに残ることができるかもしれないと、思いをどんどん膨らませていったようなのだ。八方ふさがりの自分の将来に風穴をあけてくれるかもしれない人。異国の非友好的な環境のなかで孤独から救ってくれそうな人。本来思慮深くて自立心の強いジェイミーであっても、おとぎ話の王子様を夢見なければ耐えられないほどの現実に、気持ちが追いつめられていたのかもしれない。失恋してからのジェイミーは、外から帰ってきたら自分の部屋に直行で、たまに顔を合わせても浮かない顔で挨拶をするだけだった。

ごみ溜め

ジェイミーが部屋に閉じこもりがちになってからも、なぜかコーヒーカップや食べ残しのお皿はときどき、キッチンやリビングに置きっぱなしになっていた。私たちが出かけてしまったら、話しかけられることもないから安心してジェイミーは部屋を出てキッチンを使ったり、くつろいだりしているんだろうか？　そんなふうに思っていたある日、キャシーの友だちから急ぎのことづてを預かった。いつもはメモを置いておくだけだけれど、大事な用事みたいだったので、キャシーが帰ってきたのに気づいて、急いで彼女の部屋に伝言をしに行った。ドアをノックしたら、ちょっと待ってとの返事。一、二分してようやくドアが少し開いて、キャシーが顔だけをのぞかせた。伝言を私が伝えて、しばらく立ち話をしたあと、私が自分の部屋に戻ろうとしたとき、キャシーがバランスを崩したのか、一瞬ドアが大きく開いた。見るともなく、ドアの奥の部屋のようすが私の目に映った。

ごみ溜めだった。床は踏み場がなく、窓のそばのテーブルにはいくつものコーヒーカップや飲みかけのジュースの入ったグラス、空き缶。ベッドの上は服の山。信じられない光景だった。あのキャシーが。落ち着いていつもこぎれいに見えるキャシーが……。私は呆然としながら自分の部屋に帰った。

ジェイミーじゃなかったんだ。お皿もコーヒーカップも。キャシーだったんだ。おそらくバスルームにときどきほったらかしになってあったタオルもシャワーキャップも。あの部屋に比べたら、それさえも全然たいしたことのない程度のものだった。

ショックが一段落したあと、私は自分がなぜキャシーではなくジェイミーの仕業だと思いこんでしまっていたのか反省せざるを得なくなった。たしかに下着は彼女のものだった。けれども、食べ残しをどうして彼女のものだと考えてしまったのだろう？思い返してみれば、外から帰ってキッチンに直行したとき、あわててキャシーがテーブルの上を片づけたりするのを不思議に感じるようなことはいくらでもあったのに。

私は自分でも否認したかったけれど、それが人種や民族をもとにした差別なのだと気づかざるを得なかった。控えめで悲しげなジェイミーをかわいそうだと思うことはあった。浅黒い肌を持つジェイミーとレースの下着のコントラストをなんだか哀れに感じることもあった。どちらかというと、世界列強諸国と組んで国を打ち立てたイスラエルより、故郷を奪われたパレスチナの人たちにシンパシーを感じているつもりだった自分が、紛れもない差別者だったのだ。哀れさやかわいそうさを感じることと、汚れたものの持ち主として誰を想定するかということ、おそらくそこには深層のレベルで密接なつながりがあったに違いない。

プラスティックの窓

それから四年後、私は国際学会での発表のためにエルサレムに行った。たまたまその前年、日本の学会に来ていたイスラエルの研究者と親しくなっていた。エルサレム行きを連絡したら、「ちょっとワイルドなところだけれど、よければ泊まりなさい。家族みんなで歓迎します」というファックスが送られてきた。彼の家からは毎日バスで、学会会場のホテルまで通う手はずになっていた。

「ちょっとワイルドなところ」とは、行ってみると、なんとウエストバンク、アラブ人（イスラエル人のほとんどはパレスチナ人という言葉を使わず、アラブ人と呼ぶ。パレスチナの建国の権利を認めないという意思表示でもあるようだ）居住地域内にあるユダヤ人入植地だった。それも私が行く半年ほど前に、ユダヤ人医師が近くのイスラム寺院に乗り込んでたくさんの礼拝中のアラブ人を銃で乱射して殺したという、日本でもニュースになった有名な事件が起きたところだった。

入植地とエルサレムとの間をつなぐバスは、正味四〇分ぐらいの道のりだが、検問などがあって一時間ぐらいかかる。エルサレムの町中にあるバスターミナルから一時間ごとにバスは出るのだが、繁華街を少し過ぎた検問所で、警備のために銃を持ちヘルメットをかぶった兵士が一人乗り込んでくる。そして後部ドアすぐ近くの決まった席に座って、外に目を光らせる。

窓はガラスではなく、プラスティックでできている。これは投石によってガラスが割れて、けが人が出るのを防ぐためだという。防弾ではないので、銃で撃たれたらあきらめるしかないと、友人は笑って教えてくれた。バスにはアラブ人は乗せてもらえない。アラブ人用には別のデザインの老朽化したバスが走っていて、私もプラスティックの窓越しに何度か見かけたが、いつも人が溢れかえっていた。

入植地行きのバスはユダヤ人だけが乗るので、爆弾が仕掛けられていることも多いという。実際私も日本に帰ってから、そういった事件を何度か新聞で目にした。バスのなかでは、隣に座る人がロシア語の新聞を広げていたりする。近年はロシアからの入植者が多いらしい。銃を自分で担いでいる人もいる。その銃のほうが私には恐怖だが、みんな気にもとめない。

入植地に近づくと、鉄条網がずっと張りわたされている。また検問所があり、そこからなかは公団住宅のような建物がひろがっている。入植地のなかに学校やクリニックなど基礎的なものは揃っている。夜はサーチライトが規則正しく建物を照らす。入植者の家族はたいてい子だくさんだ。私の友人とその奥さんはふたりとも米国から移住してきたのだが、子どもは五人、それでも多いほうではないという。ナチスによって民族がたくさん消されたのだから、それを補う必要があるという理屈で、イスラエル政府は子どもの人数にあわせて多額の手当てを家族に支給している。

敵と味方

入植地に泊まり、朝夕、護衛付きのバスでエルサレムとの間を通う五日間は、私に大きな衝撃ととまどいを与えた。私の移動の自由は、私がアラブ人側ではなくイスラエル人側に位置づけられることによって保証されていた。バスに乗るのも、入植地に入るのも、銃を持った兵士に守られるのも。そして一瞬先にあるかもしれない恐怖を、プラスティックの窓や検問所によって常に認識させられる。その恐怖の対象は、否応なくアラブ人に向けられることになる。アラブ人かユダヤ人か、敵か味方か、きれいにわけられる。どちらでもない中立の立場など、ここでは許されないのだ。

友人の子どもたちといろんな話をした。長男である中学生の男の子は、アラブ人の友だちも何人かいるという。でも「アラブ人は遅れているし、野蛮な人も多い」と私に教えてくれる。「だって、女の子だったら学校も上まで行かせてもらえないし、家のことばかりさせられるんだよ」「ぼくの友だちも妹とかに対してすごくえらそうにこき使ったり、けなしたり、たたいてばかりいるんだよ」という。小さな頃から、イスラエル人とアラブ人という区別が徹底的にたたきこまれ、そこに意味や偏見が積み重ねられていく。「国家」はそれを奨励し、利用する。鉄条網の向こうに住む友だちの家に養育手当てが支給されることはありえない。そして鉄条網の向こうでも、子どもたちの心に区別と敵対心と憎悪が植え付けられてゆく。

私は、留学を終えてから連絡が途切れてしまったジェイミーを思い出す。エルサレムに生まれ、パレスチナ人で女性でありながら大学教育まで受けたジェイミーは、エリート中のエリートであり、家族の希望の星だったに違いない。この困難な現実のなかでも希望を失わずに、ようやくボストンまでたどり着いた。そんな彼女をどうして私はもっとよく理解しようとしなかったのだろう。

私は彼女に謝りたかった。けれども彼女がエルサレムに戻ってきているのか、ガザあたりにいるのか、それともまだ米国にいるのか私にはわからなかった。そもそも簡単に謝って、負債を返したつもりになどなってはいけないのだ。

私は彼女のおだやかさがなつかしかった。彼女のなかには、レースの下着に象徴される熱情や不安はあったかもしれない。けれども憎悪の影が彼女の表情に見られたことはなかった。この現実で、どうやって憎悪に心を染められずにすんだのか。その答えを彼女のすずやかな声と静かな口調で聞きたかった。

（二〇〇〇年一二月）

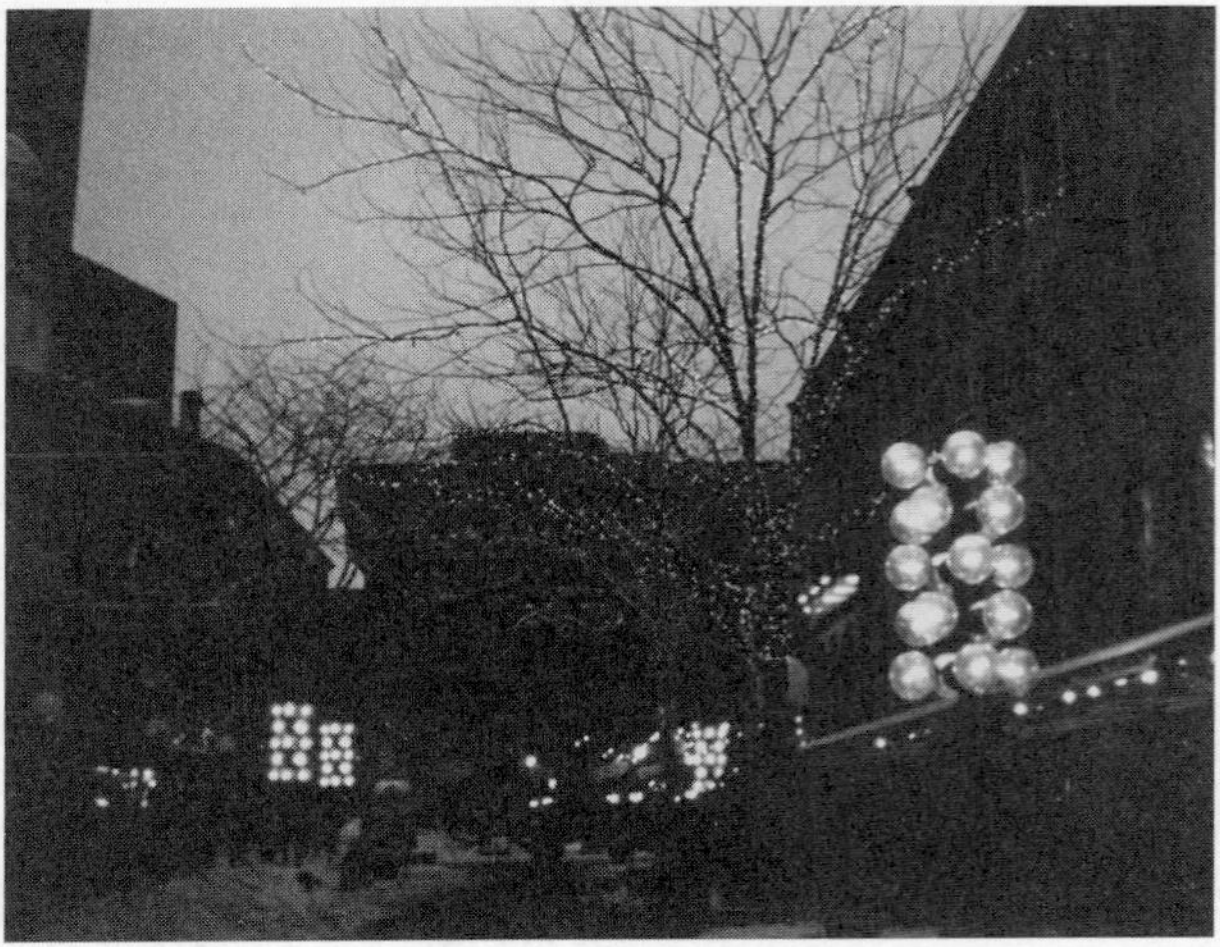

冬のファニエル・ホールの市場

レクイエム

絵はがき

ボストンに留学して半年ほどたった頃、日本の友人から絵はがきが届いた。近況を伝える内容の後に、「里代子さんが亡くなりました。自殺でした」と一言つけ加えられていた。

絵はがきをくれた友人は、周りからのプレッシャーにも負けず一流企業の総合職で仕事をこなしているモトミさん。英会話の会で知り合って以来、妙に気が合うことから、よくいっしょに食べに行ったり飲みに行ったりしていた。働く世界は全然違っても、同年代の独身女性として、恋愛のことや仕事のこと、日常のちょっとした出来事など、話題はつきなかった。物事を割り切って考えるのが上手でいつも元気なモトミさんと会うのは、些細なことにうだうだと悩みがちな私にとって、大きな楽しみだった。

ある時、モトミさんの友人も交え、三人で食事をするということになった。その女性も精神科医で、私と同じ卒後三年目だった。それが里代子さんだった。華やかで少しエキセントリックな顔立ち。家も裕福だそうで、ブランドものの小物がとても自然になじんでいる。

「私って気分の波が激しいの」といいながら、恋人とのロマンティックな海外旅行の一こまを語る語り口は、まるで目の前に映像が広がるようで、彼女の観察力と言語能力の豊かさを示すようだった。ただ、会話の内容の中に精神医学のジャーゴン（専門用語）が多くて、正直なところあまりいい印象を持たなかった。卒後三年目というと、確かにちょっと自信もついて、社会のことや周りのことを精神科用語で説明するのに快感を覚える時期ではあるのだが、一緒にいるモトミさんにもうしわけない気がした。それに、自分のことをファザコンだファザコンだと何度も繰り返していたことや、いくつかの精神科の薬を「遊びで」のんでいるらしいことも、気にかかっていた。

「また一緒に会おうね」といいながら、それっきりになってしまったのは、私の留学が迫っていたからという理由だけではないと思う。事実、モトミさんとは留学前にもう一度会った。モトミさんは単純に私と里代子さんがかけだしの精神科医同士として親しくなると思っていたようだった。彼女に里代子さんの印象を聞かれて、私はとまどいながら返事をしたのを覚えている。

「なんだか地に足がついていなくて、ふわふわとしていて、過敏なところがあるみたいね。でも、精神科医としてはそれがいい方向に働く可能性もあるよね」と。

モトミさんは「何かしてあげられることはなかったのだろうか」と絵はがきに書いていた。でも、彼女はきっと里代子さんのショック・アブソーバー（緩衝材）の役割をずっと果たしてきたのにちがいない。それでも吸収しきれないくらいに、里代子さんの波は激しく揺れてしまったのだ。モトミさんもそのことは心のどこかでわかっているはずだ。

一〇日ほど前に書かれたであろうはがきの文面にはまだ衝撃が残っていた。けれども筆跡はいつもの彼女らしく整っていた。はがきが太平洋の上を運ばれている間に、モトミさんの心もかなり凪いだことだろう。私は電話ではなく、手紙でモトミさんにお悔やみを伝えることにした。太平洋の風を吸いこみながら、また、郵便は一〇日かけて運ばれていく。そのゆっくりした「時差」が、とても大切な何かを一緒に運ぶような気がした。

届かなかった手紙

それから四年ほどして、やはり同年代で精神科医である女友だちが亡くなった。永代さんという。彼女の死を私が知ったのは、お葬式も終わって三週間あまりたってからだった。私はすでに留学を終え日本に帰っていたのだが永代さんとは出身大学や所属も違っていたので、訃報を伝えるあらゆる網の目から漏れていた。そして、知り合いの結婚式の席で偶然彼女の死を漏れ聞いた。文字どおり血の気が引いた。立っていられなかった。結婚式というおめでたい場と、聞いた事実のコントラストの強さも加わったのだろう。その場の雰囲気をぶちこわさないよう、私はどうにか平静を保った。「自殺ではないか」という思いがすでに頭をよぎっていた。

詳しく知る人の説明によると、勤務先の病院に来ないので心配した同僚が訪ねてみたら、ベッドで冷たくなっていたという。抗うつ剤の飲み過ぎだったようで、貧血がひどかったこともあり事故だったのではないか、少なくとも法的には事故として処理された、ということだった。

　永代さんとは、私が研修医の頃、同じ研究会に参加していた。私とは同い年だったが、永代さんは他の大学を卒業して医学部に入り直したので、まだ学生だった。知り合った頃からとても似ている気がしていた。彼女もそう思っていたようだった。好みの本や関心領域がよく重なった。何かに違和感を感じたり、共感を覚える感性もとても似ていた。「医師」「医学生」として演じなければいけない役割行動の窮屈さ、患者さんに対して持ってしまう自分の権威へのおそれ、いまの医療のあり方への疑問……。そんなことをよく話し合った。

　ふたりともアイデンティティが不確かで、お互い「これから、どうしよう」「ねえ。私、どうしたらいい？」なんてしょっちゅう言い合っていた。私は公衆衛生と精神医学の間で所属も仕事も揺れ動き、その上、人類学に強く関心が引きつけられている時期だった。端的に、医師という職業に不適応感を募らせていただけなのかもしれないが、五年先の自分の姿さえイメージできず、苛立っていた。

　永代さんは、逆に人類学を勉強してから医学部に入り直したので、私の進む方向をいつも興味深く見てくれていた。所属の医局と研修病院がまったく無関係だったり、また研修医期間も終わらない早いうちから留学を決めてしまったり、私のする突拍子もないことに「いろいろ試行錯誤してくれるから、後で行く私にはとても参考になるわ」なんて、激励ともなんともいえないような声を、よくかけてくれた。

基礎知識が乏しいくせに私は文章を書こうとして、研究会でも他のメンバーからさんざんけなされたのだが、永代さんだけは「読みやすくて、エッセイみたいで、若き悩める女医の本なんて感じで出したら絶対売れるわよ」と、またまた、その研究会の雰囲気にそぐわないほめ方をしてくれたものだった。

研修医時代が終わり、私が留学してしまったこともあって、永代さんとはその後数度しか会っていない。患者さんの紹介のために病院に電話をして、そのついでに近況を語り合ったりすることはあったけれども、なんだか表面的な話で終わることばかりだった。

永代さんが亡くなる半年ほど前に、ある学会の会場で彼女と偶然一緒になり、食事を共にしたことがある。そのとき、彼女は私に向かってこんなことをいった。「ボストンの住所に長い手紙を出したんだけど、返事が来なかったから、あ、私嫌われているんだ、って思っていたのよ」と。

とても分厚い手紙だったらしい。私より少し遅れて医師になったけれども、女性として、医師として毎日生活することがとてもしんどくて、重くて、そんな気持ちを思いっきり書き綴ったのだという。

けれども、私は彼女からの手紙を受け取っていなかった。私もひそかに、手紙の一通くらい出してくれてもいいのに、と思っていたから、受け取ったのを忘れているはずがない。受け取って、返事をしないこともありえない。ボストンで何度か引っ越しをしたせいかなと思ったけれども、それなら住所不明で戻ってくるはずだ。それもなかったという。

届かなかった手紙が、彼女を傷つけていたらしいこと。いつのまにか私たちの間にわだかまりをつくってしまっていたらしいこと。そんなことに気づいて、私たちは笑いあった。そしてお互い人生の駒は少しずつ進んでいるものの、あいかわらず、「これから、どうしよう」「ねえ。私、どうしたらいい?」としょっちゅう悩んでいることを知って、また笑いあった。

けれども届かなかった手紙と共に去った月日は戻ってはこない。数年の間にできた溝や空白は、私たちの間に居座ったまま、消えていこうとしなかった。お互い仕事の責任が増える一方の時期でもあり、また、気が向けば一緒に食事ができるほど近い場所に住んでもいなかった。

けっきょく、彼女は私になにも重要な話をすることもなく、悩みを打ち明けることもなく、そして別れを告げることもなく、突然逝ってしまった。

確かに事故だったのかもしれない。疲れて眠りたかっただけなのかもしれない。お葬式で友人とそう慰めあうこともできなかった。なにかできることはなかったのだろうか。そう後悔する機会も私は失ってしまった。もしあの手紙が届いていたとしたら……そんなことは何度も考えたけれども。

異文化と死

異国の地にあることと、誰かの死に向き合うことの間には、深くて複雑なつながりがある。

一昔前ならば、異国の地に住むことは、親の死に目に会えないことを覚悟することであった。世界的な航空網が発達したいまであっても、それは大きくは変わらない。

インターネットや電子メールの時代になっても、すべての距離が克服されるわけではない。留学中に知り合ったある企業の駐在員の男性は、「日本を出る前にね、頭の中でだけだけれど親父と水杯をかわしましたよ」と教えてくれた。にぎやかで派手だった父親が脳卒中で半身不随になり一気に老け込んでしまった。残していくのが心配で、一時期は駐在の話を断ろうかとも考えたそうだ。事故や突然の病気であればもちろん、緩やかにすすんでいく病気であっても、身近な場所にいなければ「看取り」などやはり本当の意味でできるはずがない。

異国の地にあるということは、死にまつわる知らせが時間差を伴ってやってくることでもある。ときには知らせが不達のままで終わってしまうことや、知らされながらも何もできなくて遠くで歯がゆい思いだけが募ること、または遠くにいすぎて知らせが事実だと受け入れられないといったことも生じるだろう。

知らせが個人的にではなく、予想外のパブリックな形で伝わってくるということもある。留学時代に知り合ったある教授の死を私は新聞で知り、また別の教授の死をテレビで知った。ひとりは、家の近くを歩いていてナイフで刺し殺された。犯人は見つからないままで、さまざまな噂と憶測だけが無限大に広がっていた。テレビで流されたお葬式の映像では、見慣れた教会の前で、私もよく知っている学生が、泣きながら犯人への憤りと教授への哀悼の思いをインタビュアーにぶつけていた。

もうひとりは、大西洋に墜落した飛行機の乗客名簿に名前がのっていた。エイズ予防の世界的にも有名な専門家で、何度かお会いしただけだったが、仕事への熱意と人柄の温かさにあふれる魅力的な人だった。はじめてオフィスを訪れたとき、キャンディー・バーを取り出して「一個しかないから、分けて食べよう。さあ解剖だ」と、外科医が執刀するような大げさな真似をしてナイフで半分に切ってくれた。そのユーモアたっぷりの姿が目に焼き付いたまま離れない。

海外で飛行機が墜落したり、遠い国で大きな災害や事故が起きたとき、たいてい新聞やテレビは「乗客の中には日本人はいない模様です」とか「現地に在住する邦人の安否を現在外務省で確認中です」といった言葉がつけ加えられる。日本人がいなければ、「幸い」という言葉が前に置かれることもあるし、その後のニュースも取り扱いが小さくなる。

「ああいうときって、日本に居を構えている人でも、在日コリアンであったり他の国籍であれば、ニュースからも漏れてしまうのだろうか」とふと思ったことがある。精神科医で在日コリアンの友人と話をしたとき、そのことを確認したら、彼はあっさりそうだといった。もし事故に巻き込まれていたら、外務省や大使館も現地との間の連絡の労ぐらいは取ってくれるだろうけれどということだった。たとえば彼が海外旅行に行って、飛行機事故にもしあったとしても、それを私たちは知ることができないかもしれないわけだ。彼は、米国に移住している自分のお兄さんの話をしてくれて、大きな事件や災害が起きるたびに心配になるということも話してくれた。

自分の身近な人が事故や災害に巻き込まれていないかを確認するための、当たり前の手続きだと受け取っていたことのなかに、国籍の違いが大きな違いを生んでしまうことに、ようやく私は気づく。日頃意識などしない国家というものが、突然作動しはじめ、保護機能を持つかもしれないこと。そして、その保護機能の対象は厳密に国家に属する者だけに限られること。それ以外の人には排除機能を発揮すること。異文化に関わることは、意識しないことを目の前に見せつけられることでもある。

彼は、自分が在日という枠だけでみられることを避けたかったのだろう。特に、そのことについて人前で語ったり書いたりすることはなかった。けれども私が異文化ということをテーマにしているせいもあってか、彼と一緒になると自然とそういう話になることが多かった。高校時代のアイデンティティの葛藤がいまの臨床にとても役立っていること。文章を書くときは高校の頃の自分に向けて書いていること。そんな話もしてくれた。彼が高校時代は日本名を使っていたことを、そのときの私は知らずに聞いていたのだが。

冬

この冬、親しい友人をふたり、たてつづけに病気で失った。ふたりとも、小さなメーリングリストの仲間であり、精神科臨床における貴重な相談相手であった。ふたりとも才能にあふれ、他者への思いやりに満ち、生きることの喜びと苦しさを十分感じとって、患者さんと向き合うことのできる優れた臨床家であった。

そのうちのひとりは、在日の話をした友人だった。本名を出しても許されるだろう。安克昌さんという。半年の闘病期間を経て、癌で逝ってしまった。お通夜では、米国から駆けつけたお兄さんが挨拶をされていた。

人がひとりいなくなること。誰かが自分で命を絶つこと。突然、命を絶たれること。自分の身体が自分を裏切り破滅に向かおうとしているのを知ること。

そして、息絶えた身体を、愛情を交わした人間が発見したり確認しなければならないこと。自分が愛情を注ぐ人間がそこからいなくなってしまうのを見届けなければいけないこと。さりげない言葉を交わし、愛情を交わす朝や夕のささやかなひとときをこれからもずっと喪失し続けること。

そういったことがらのそれぞれの重みは、外からは計りがたい。残された家族がこれから持ち続けるであろう空白の重みを、その代償の不可能性を、時は容易には埋めてくれない。

毎年先送りにしていた永代さんのお墓参りをようやくこの春、私は決行する。安さんの「在日性」は、誰もが持ちうるマイノリティ性、この世界に自分は属さないのではないか、自分の居場所はないのではないか、といった根元的な不安とおそらくつながっている。永代さんも強く持ちあわせていたそのマイノリティ性は、方向を少し間違えれば身を掘り崩していく一方で、すぐれた精神科臨床には欠かせない、失ってはならない素質であるに違いない。

（二〇〇一年三月）

GOOD BYE=THANK YOU

夕食

福島さんの家についたのは、約束の時間を三〇分以上も過ぎてだった。その前にもうひとつインタビュー調査をいれていたのだが、時間の余裕は十分とっていた。けれども、相手の女性は、私をなかなか解放しようとしてくれなかった。国際結婚でボストンに来て二〇年、日頃日本語で話せる機会がほとんどないらしい。大きな家のほかの部屋からは物音ひとつせず、誰かが帰ってくる気配もなかった。夫は日本語を一言も覚えようとはせず、日本に一緒に帰ったこともないという。当然、子どもたちも日本語には関心を持たず、かといって彼女の英語では、いろんなことを相談する気になれないらしい。部屋の隅の方には、とても古ぼけた日本のカレンダーがピンで留めてあって、一昔前のビル街を背景に東京タワーが寂しくうつっていた。夕食を一緒にしないかという誘いをなんとか断って彼女の家を出たときには、すっかりあたりは暗くなっていて、どうにかタクシーをひろってとばしてもらった。

道に迷ったあげく、ようやく福島さんの家の前にたどり着くと、タクシーの音を聞きつけたのか、玄関が中から開いた。いかにも日本の庶民のおばさんといった感じの白い割烹着を身につけた福島さんが顔をのぞかせた。そうして、遅れたことを焦ってあやまる私をニコニコ見ながら、ひとこと「もう晩ご飯は終わりましたか？　もしよかったら一人分余分にあるんだけど」と優しく声をかけてくれた。

このインタビュー調査をしていて、相手の方が希望するときはご自宅まで伺うのだが、日本のお茶菓子などで歓待していただくことが少なくなかった。こちらからお願いして話を聞かせてもらっているにもかかわらず、たいていの方が心を開いて、私を暖かく迎え入れてくれて、率直に自分の経験や思いを語ってくれた。さすがに食事は遠慮するのだが、もうすでにつくってあるからとか、家族も待ちきれないからとかで、結局よばれていくことも多かった。別に食べ物につられるわけではないが、そういった歓待が調査を続けるのにどんなに大きな力づけになったかはわからない。

お腹はぺこぺこだったし、前の家の陰気な雰囲気がしみつき、心も体も冷え切ったような気がしていた時だった。福島さんのリビングでは小学生の男の子とお父さんがすでに食卓に座り、ベビーベッドでは赤ん坊がおすわりして、周りをきょろきょろ見回している。マッチ売りの少女が窓の外からしか覗くことのできなかった、暖かくて幸せな家庭の夕食時。クリスマスではないけれど、福島さんのお宅はそんな暖かさと人間の活気で満ちあふれていた。

「インタビューは食事の後でいいですよね」と笑いながら、福島さんは私を空いた席に座らせ、おいしい大根入りのシチューをよそってくれた。どこの日本食スーパーのお豆腐がおいしいとか、そんな情報も私にいっぱいさずけてくれた。福島さんご夫婦の会話は掛け合い漫才みたいにぼけとつっこみがきいていて、私は何度も吹き出しそうになるのをこらえなければならなかった。一気に真冬から春になったみたいな気分だった。

日本に帰りたい

食事の後、ソファに移ってお茶を飲みながら、福島さんは話し始めた。

「いまはこんなに笑っているけど、こっちに来て数カ月は顔もげっそりやせて、日本に帰るって毎日けんかばかりだったんですよ。連れ合いの仕事でこっちに来ることに決まったけど、私も自分の仕事持っていたから、私にどうしろっていうの？　って気分だったのね。でも、連れ合いはボストンのいいことばっかりいうし。子どもはお父さんが大好きだし、子どもとふたりで日本に残るのも家族としてあまりに寂しいかなって思って」

福島さんは、東洋美術史が専門で、子どもができてからは定時職員という身分ではあったけれど、美術館の学芸員としてたくさん仕事をこなしていた。常勤の席がなかなか空かないので、お給料の安さを考えると馬鹿らしかったけれど、自分の専門的興味と直結している仕事は、家に持って帰ってやっても苦にならないくらいだった。実家が近かったので、気楽に母親に子どもの面倒を見てもらえた。

そんな福島さんへの殺し文句は、夫の次のような言葉だった。

「ボストンにはいい美術館が多いらしいよ。アジアとかアフリカとか、もう現地では絶対手に入らないような古美術が、大切に保存されているらしい。大学も多いし、資料なんかも豊富なんじゃないかな」

「そんな言葉にだまされた私がバカだったたわよね」と福島さんは私に向かっていたずらっぽく笑う。

ボストンに来てから数カ月は美術館どころではなかった。最初に住んだ郊外の町は日本人が全然いなくて、日本食スーパーがどこにあるかもわからなかった。電話帳もどうやってひけばいいかわからず、それだけでいやけがさした。子どもはいきなり英語の幼稚園に入れられて、お腹が痛いと毎朝うずくまったり、おねしょをしたり、不安定になっていた。おばあちゃんに電話で「日本に帰りたい」と泣いて訴えることもあったという。

毎日の食事を大事にしていて、日本でも無農薬野菜購入のサークルを組織するぐらいだった福島さんにとっては、アメリカのパンもケーキもお肉も野菜も何もかも添加物いっぱいで許し難かった。実はボストンには日本よりも自然食品店が多いことを、やがては知ることにはなったのだが、その頃は彼女にとって近くのスーパーが食料を得るための唯一の命綱だった。「こんな毒々しい色のおやつを身体をちょうどつくっている時期の子どもに食べさせるなんて!」と幼稚園にも不満がたまっていったが、それを訴える英語の力はなかった。

アメリカは子どもの誘拐とか性犯罪とかが桁違いに多いという噂を聞いていたのも、彼女の美術館への道のりを果てしなく遠くする理由のひとつだった。

「日本からボストンに来るとき、乗り換えのロサンジェルスの空港で、子どもの手を引いて歩いていると、みんなが人さらいに見えたのね。いまだから笑えるけど、それでもまだ初めてのところにいくと、すごく緊張するの。こわいことがあるかもって。トラブルがあってもヘルプ！　って叫ぶくらいで説明もできないし。ちょっと外にでるだけですごく疲れるのね」

出産

結局、夫が赴任先の会社で「女房がノイローゼ気味になっている」といいまくって、心配してくれた人に食事によんでもらったり、いろんな情報を教えてもらったりして、福島さんは少しずつ元気になっていった。そうして、下の子の妊娠に気づいた。日本に里帰りして生もうかとも考えたが、母に申し訳ない気がしてやめた。上の子は母と二人で育てたようなものだった。「大変なとき面倒を見てもらって、ぽんといなくなって、年もとっているし、ひどいことをしたなあって思うんですよ。息子と一緒に帰ったら、そのときは母も喜ぶだろうけど、赤ん坊生まれたらまた、はいさよなら、ってみんなでいなくなるんじゃ、たまんないでしょ？」

結局、福島さんはボストンの病院で下の子を出産した。産んだ二日後には家に帰されるし、びっくりすることの連続だったけれど、とても楽しかったという。産着とか、沐浴とか何から何まで習慣は違っていたけれど、その違いを楽しむ余裕が福島さんにはできていた。ああ、こんなに生まれたときから違うんだ。生きることとか、美しいと思うこととかが、日本や中国と全然違っていて当然だな。分娩台の上で、生まれたばかりの赤ん坊と、周りをとりかこむ白人や黒人の看護師を見ながら、そんなことを考えていたのだという。そして突然、西洋画の母子像や天使の絵、日本の観音菩薩の像、インドの女神像などがとても鮮やかに、次から次へと目の前に現れては消えたのだという。

福島さんの話を聞きながら、私は「通過儀礼」という言葉を思い起こしていた。子どもから大人へ、未婚者から既婚者へ、人生の節目節目には儀式が行なわれ、社会的なその人の位置や役割の移動が公的に宣言される。現代の形骸化した「成人式」

や「結婚式」ではあまり感じられないが、そういった儀式は本来きわめて霊的なものだった。現世界からいったん引き離され、象徴的な「人格変換」、動物で言えば「変態（メタモルフォーシス）」が起こされる。目覚めたときには、蝶は大きく羽をはばたかせている。

それらの儀式は、本人が身の丈に合わなくなった服を脱ぎ捨て、慣れ親しんだものに別れを告げることを促す。新しい衣装を身にまとい、新しい責任を引き受けるためには、何かを捨てなければいけないのだ。新しいものを得るには、何かを捨てることは不可欠なのだ。秘密の隠れ家、着せ替え人形、バンビの毛布、怪獣ロボット、遊び友達、学生服、日記や写真……。

福島さんはそのあと今度は一日中、涙を流し続けたのだという。

「上の子どもが幼稚園で描いた絵がたくさんあって、それを記念においておきたかったのだけど、ボストンに来るとき荷物が多すぎて捨ててしまわなければいけなかったことを思い出してね。私、とっても物を捨てるのか下手だったんですよ。なんでもためこんじゃってね。子どもをもったら、どんどん必要な物って変わっていくでしょう。服はすぐに小さくなるし、おもちゃも欲しがる物って変わっていくし。なのに、哺乳瓶とかよだれかけまでなかなか捨てられなくて……。仕事をしていたから、子どもは一人でいいかなと思いながらも、もしもう一人できちゃったら使えるのにとか思ってしまって。

ボストンに来る前に、荷物を整理するのが身を切られるみたいにつらくってね。そもそも行きたくもない私がなんでこんな整理をしなきゃいけないの？　って、よく連れ合いにあたったわ。子どもの絵も、どうしても思い切れなくって、夫にゴミにだしに行ってもらったの。うちの母もため込む性格だから、実家も物であふれているし。母に言ったら、絶対とっておいてくれたことはわかってたんだけど、そうするとあらゆるものを実家に置いていってしまうことが見えていたから」

「産後って精神的に不安定になるらしいから、ただそれだけだったのかもしれないけど、なんかボロボロボロボロ泣きながら、でも心の中はどんどんすっきりしていったのね。ああ、捨ててよかったんだ、って。だって子どもはどんどん成長して、もっともっと楽しい絵を描くようになるわけでしょ。赤ちゃんの服だって哺乳瓶だって、生まれる前からご近所の方が「よかったら使って」って持ってきてくださって。古着屋さんにも子どものかわいい服がたくさんあるし。絵本なんかももう使わないからってたくさんくださって、子どもは喜ぶし、私が英語を勉強するのにとても役に立つの。そうして、私たちがいらなくなったら、またどなたかにさしあげたら、とても喜んでいただけるのね」

捨てるから、新しいものと出会える。捨てるのは、無駄にすることではなくて、卒業すること。何かを失うということは、きっと何かと巡り逢うための前奏曲なのだということ。別れを告げる「グッド・バイ（GOOD BYE）」は、感謝を伝える「サンキュー（THANK YOU）」の同義語でもあり得ること。

そうして、福島さんはぽつっと付け加えた。

「ひょっとしたら、私はあのとき母から初めて独り立ちできたのかもしれないと思うんです」

引っ越しうつ病

あの暖かな夕食の団らんから一一年。ベビーベッドでお座りしていた赤ん坊も、もう一一歳になっているわけだ。

この春、私自身、引っ越しをした。学生時代、「引っ越しうつ病」なるものがあるのを精神医学の講義で聞いて、「なんで引っ越しくらいで、うつになどなるの？」と不思議でしかたがなかったことを思いだす。若かったなと（今でも十分若いつもりではあるが）、自分で思う。

まだ担うべき責任も、振り返るだけの過去もなく、ただひたすら前のめりで駆けていた頃。捨てるほどの持ち物もなく、着たきり雀でも平気で、スーツケース一つで国際線ロビーにたたずめた頃。

今年のお正月、つくば万博（一九八五年）のときのタイムカプセルに入れられたハガキが届けられ、いくつものニュースを生んだ。私も大学の夏休みにつくば万博に行き、そんなハガキを書いた記憶がうっすらとあった。けれど、ハガキは届かなかった。数えてみるとその頃から数えて、すでに引っ越しを七回していた。いくら日本の郵便局が優秀でも、これでハガキが届いたらストーキングされているようでちょっとこわい。

今回、八回目の引っ越し。引っ越しうつ病というものが実感として理解できるような気がしたのははじめてだ。

異文化生活や引っ越しというと、まずカルチャーショックという言葉が頭に浮かぶ。

新しく接触する文化への違和感や、これまでの認識や対処法が有効でないことへの衝撃。それは確かにそうで、一一年前の私にもそれしか見えていなかったのだが、実は、引っ越しうつ病にあって、カルチャーショックの枠組みではじゅうぶん認識されないものがあるような気がする。それはカルチャーショックの前、まだ新しい場所に足を踏み入れる前の、喪失や別れの痛みである。『捨てる技術』という本がベストセラーになったが、無理もない。捨てるとは、喪失であり別れであり、その自主的な「選択」なのだから。「身を切るようにつらい」ことであって当然なのだ。

引っ越しをすると決めること。何を失って何を得るのか、いままでの場所のよかったところと悪かったところ、新しい場所のよさそうなところと悪そうなところを、引き比べてみる。それは自分の価値観をぎりぎりまで明らかにすることにほかならない。引っ越しの荷造りをするということ。何を捨て、何を持っていくのか、何をそのまま使い、何を新たなものに置き換えるのか。それは昔の自分と再会することであり、過去を「清算」することであり、未来の自分を想像することである。自分の歩んできた軌跡と、これから歩もうとする軌跡。その真ん中に立ち止まり、自分の抱える荷物を再点検し、必要なものとそうでないものを見極める作業。

人生は選択の連続である。そして、選ぶということは捨てるということの裏返しにある。たとえその「選択」が不本意なものであったり、逆らいがたい運命として襲ってきたものであっても、人は常に何かに別れを告げ、何かを選びとり、新しい出会いに心うち震わせるほかはないのだと思う。[1]

文献

(1) 高崎吉徳「生きるということと選択すること」(第五回解離研究会レクチャー二〇〇〇年一二月三日)。

あとがき

この本には三つの時間が重層して流れています。

一つめは一九八九〜九二年、私がボストンに留学し、在住する日本人のメンタルヘルスについての調査や研究、そして実際の支援活動を行なった頃の時間です。

二つめは一九九七〜二〇〇一年、「こころの臨床アラカルト」に連載のかたちで、「異文化を生きる：When Two Cultures meet」として文章を書きつづっていた頃の時間です。

そして三つめは、こうして本にまとめられ本屋さんの店頭に並んで、皆さんと出会ういまこの現在の時間です。

あわただしく、変化のめまぐるしいいまの時代に、こんなにゆったりと、かつ重層した時間の流れの中で仕事をさせてもらったのは、偶然も重なっているとは言え、ありがたいことだったと思います。

時代の流れはめまぐるしく速く、情報はどんどん消費され打ち捨てられていくように見えますが、実際にこの社会を生きる私たちの心は、それほど大きく変わっているわけではありません。いつの時代も、人はささいなことで喜んだり悲しんだり、笑ったり泣いたり、怒ったり嘆いたりしてきたのですから。異文化に移り住み、慣れないことにとまどったり、ショックを受けたり、新しい出会いに心ときめかせたり、けんかをしたり、そんなことを人間は一〇〇〇年も二〇〇〇年も、ずっと世界のあちこちで繰り返してきたのですから。

私が一一年前に聴いた「物語」の数々は、いまも新たに異文化に移り住む人たちの人生の中で繰り返されていて、けっして古ぼけることなく人々の心に訴えかけるものをもっていると思います。私がその輝きをうまくすくいとれたかどうかは別として。

この本ができあがるそもそものきっかけは、本文にも書いていますが、私が一九八九〜九〇年にボストンの日本人を対象にしたメンタルヘルスの調査を行なったこと、調査結果の還元の意味もあって、現地の日本人の方々向けにメンタルヘルスハンドブックをつくって配布したことにあります。ハンドブックのことは日本の新聞にも取り上げられ、かなりの反響を呼びました。いくつもの企業から問い合わせがあり、海外に人を派遣する側も派遣される側もいろんな悩みを抱えていること、けれども対応策がなくて困り果てているということ、このような情報への需要が大きいことがわかりました。ハンドブックの残数が少なくなったこともあり、私はハンドブックを本という形で出版できないかと考え、いくつかの出版社に手紙を送りました。興味を示してくださった出版社もあったのですが、結局私の方にまだ文章を書く力が足りず、そのままになってしまいました。

留学を終えて四年後、突然星和書店から手紙が来ました。ハンドブックと私の手紙を見て、出版を考えたいという主旨の手紙でした。私が手紙を出してから六年たって、返事が来たわけです。（どうも私の手紙は社長さんのファイルの中で長い間眠っていたようです。）

六年前に出した手紙にもらう返事というのは感慨深いものでした。もちろん、ぜひ本にはしたいとは思ったのですが、ハンドブックをそのまま出すには時期を逸しているように思えました。その頃には異文化生活でのメンタルヘルスの問題への関心も以前より高まり、アドバイスをもりこんだ本もいくつか出ていましたから。

そこで、もっと異文化に生きる個々人の姿が見える「ミニ・エスノグラフィー：小民族誌」のような物語としてまとめたいとお願いし、かつ仕事や育児がとても忙しい時期だったこともあって、雑誌に連載という形ですこしずつ書きためていくことになりました。

これが、本書ができあがるまでにたどった時間の軌跡です。その時々で、私自身の考えや関心、理解の程度が異なっています。いまとなっては、書き直したい部分もたくさんあるのですが、上記のような時間の重層性を尊重して、加筆修正は最小限にとどめました。

うれしいことに、ボストンで最初のルームメイトだった Lolly Robinson に本書のカバーの絵と文中のイラストをお願いすることができました。ここにも時間が重層しているようです。

現在私はほかのテーマに研究の中心をうつしつつあり、またこの一〇年あまりも異文化とメンタルヘルスの問題だけでなく、ターミナルケアと真実告知の問題や、女性のメンタルヘルスと性暴力の問題、国際医療援助や在日外国人の問題など、さまざまなテーマで研究を行なってきました。

けれども、このボストンでの調査は、私の研究者としての原点です。

アンケート調査用紙をつくり、対象として選んだ五〇〇人に一人一人宛名書きをし、返答してもらえることを祈る気持ちで投函し、回答が戻ってくるたびに涙が出るほど感激し、二三九人からの回答用紙をすべて自分でコンピュータに入力し、統計的な解析を繰り返し……。そして、インタビュー調査への協力を申し出てくれた人たちの中から四五人に直接お会いして話を伺いました。その内容をノートに書き写し、整理して、また分析していきました。

研究者として最初の調査研究を、研究対象となった方々が協力的なフィールドでできたのは、とても幸運だったと思っています。アンケートの回収率は四七パーセントで、これは疫学的には物足りない数字かもしれませんが、郵送式のアンケートとしては二〇〜三〇パーセントくらいが普通だそうですから、かなり高いといえるようです。設問数がかなり多かったにもかかわらず、とてもていねいな回答ばかりで、自由記述の欄にもたくさんの人が書きこんでくださっていました。

またインタビューも、いろんな意味でポジティブな経験でした。語ることをもっておられる方ばかりでしたし、私の質問に対して本来なら赤の他人に言いたくないだろうことを話してくださった方もたくさんいました。話を聞かせてもらうことの醍醐味をなんども感じ、診察室に来られる患者さんだけではなく、フィールドに自ら出かけていって話を聞くことの重要性も身にしみました。私自身が調査対象である「海外在住日本人」であることもあり、言葉の一つひとつにより深い意味を感じることができたようにも思います。

したがって本書をまとめるにあたって、まず何よりも感謝の思いを捧げたいのは、研究対象者として協力してくださった方々です。一人ひとりの名前を挙げることはできませんが、夏時間に変わったことを忘れて、一時間近く遅れた私を駅で辛抱強く待ってくださった方、手作りのお寿司やおはぎ、日本から送ってきたばかりのめずらしい和菓子やお茶でもてなしてくださった方々、研究の重要性を認めて激励してくださった方々、私にとってこの本は、その方々の表情や言葉でいっぱいです。メンタルへルスという限られたテーマではなく、いろんな人がいろんなところで一生懸命生きているという当たり前のことに気づかされ、感動を覚える体験の連続でした。

それから、留学し、調査を遂行し、論文や本にまとめあげるまでの過程を支援してくださった以下の方々にも深く感謝いたします。ハーバード・メディカル・スクール・社会医学教室の Arthur Kleinman, Joan Kleinman, Byron Good, Mary-Jo Good, Leon Eisenberg 各教授、および Friday Morning Seminar 参加者の皆様。ボストン日本人会の方々、タフツ大学の石川定先生。ボストンでの研究調査を助成してくださった岡本メンタルヘルス記念財団。ボストンサポートクラブのメンバーたち。高畠克子先生。スザンヌ・ボーゲル先生。宗像恒次先生。青木保先生。大阪大学旧中川研の方々。京都府立医科大学公衆衛生学教室の先生方。京都府立医科大学精神医学教室におられた井上和臣先生、清水博先生。大阪大学医学部精神神経学教室心理療法グループの方々。近畿大学医学部衛生学教室の皆様。多文化間精神医学会の仲間たち。故・安克昌先生率いるインターネット・メーリングリスト「デルタ」の仲間たち。そして私の家族に。本当にどうもありがとうございました。

思いを熟成する時間を与えていただいたわりにはまだまだ一年もののワインのようで、コクなどないかもしれませんが、ゆっくりとご賞味いただけたとしたら、これほどうれしいことはありません。

二〇〇一年夏

宮地尚子

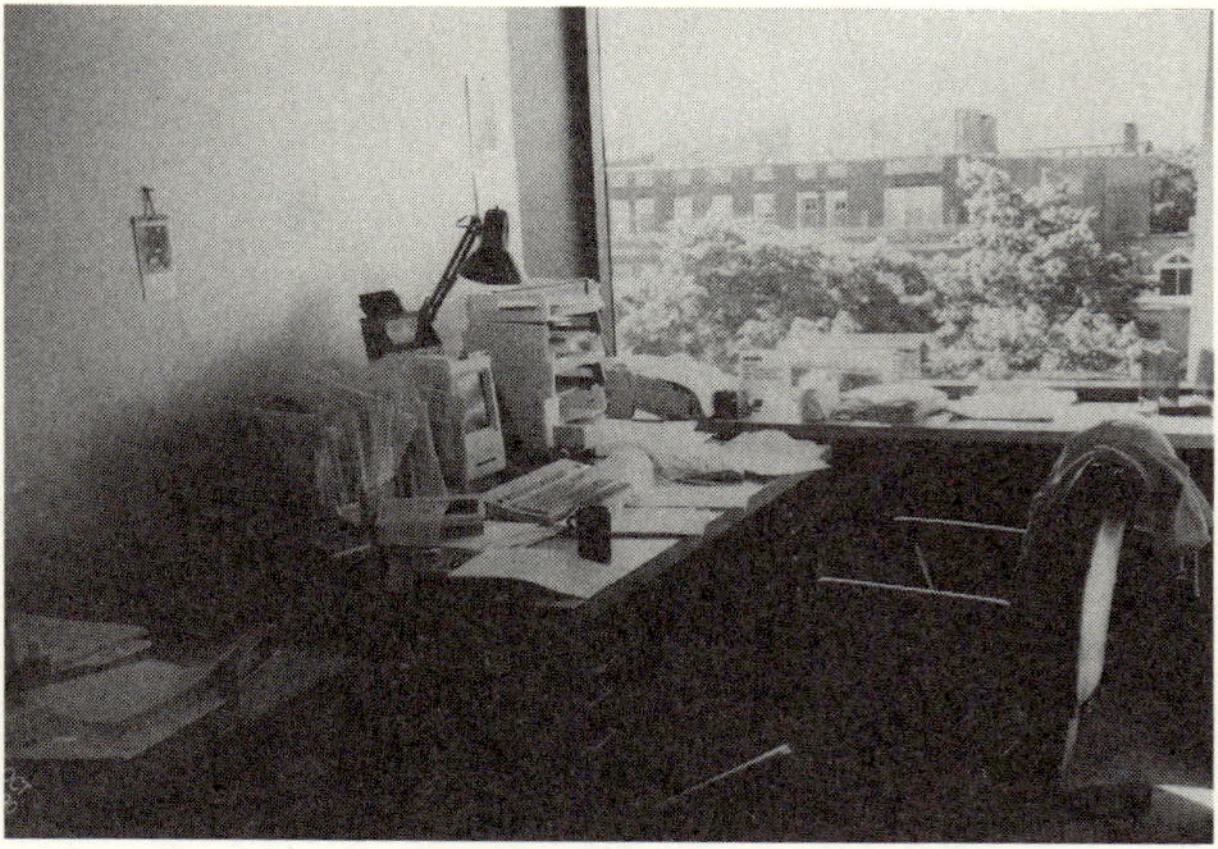

ハーバード大学での共同オフィス

解説　ひとりひとりの顔が見える

奈倉有里

宮地尚子さんがアメリカ留学時代にかかわった人たちのことを、章ごとに書いていく。そこには、アンケート調査に答える形で相談を希望する人もいれば、そうでなく友人として話をきいてほしい人も、どちらでもない人もいる。その多くはアメリカに住む日本人だ。

読みはじめからなんだかとても好きな文章だと思い、一日一章と決めてゆっくりと読み進めた。夫の赴任とともに渡米したもののアメリカ社会になじめずひとりぼっちになってしまった女性、板前になるべく順調に輝かしい道を歩んでいたが、結婚後に妻に暴力をふるうようになってしまった若者、両親に結婚を反対されて逃げるように夫婦でアメリカに来たが会社での人間関係がうまくいかない男性、微妙な関係のまま日本に残してきた恋人との遠距離電話でトラブルが生じて悩む青年、全世界の人間がみんな自分を狙っていると供述して精神病院に入れられている男性。

孤独や気苦労、仕事のプレッシャー、結婚や離婚、心配事や恋わずらい、食事、永住権、英語が思うように話せないこと、人種についてまわる問題などなど、各章に出てくる人たちはそれぞれに「悩み」をはらんだ「物語」を抱えている。いずれも決して楽な話ではないのに、読んでいてどこか心地がいいのは、彼らの話を聞くことやそれを書き記すことに対して、著者が常に立ち止まりながら、語られる「物語」の周囲にあると思われるさまざまな要素を、推察しながら筆を進めているためだろう。相手の話に耳をかたむけながらも、その人が言っていることを鵜呑みにはしていない様子が伝わってくる。けれどもその慎重さがむしろ読んでいて快く、「ああ、こんなふうに話をきかれてみたい」と思わせる。

著者自身が、本書のなかで「実際の移住のプロセスにはいくつもの要因や偶然が重なっている。動機といわれるものも、たんに説明を求められたときのためのアリバイだったり、自分をだまして気持ちをおちつけるための道具であったりする」と書いているように、この本の登場人物たちが「渡米」の決断に至るまでのいきさつには（その後の顛末《てんまつ》にも）、複合的な要素が絡んでいる。だから、それぞれの人はアメリカ生活のあれこれに悩んでいても、その原因は日本にいたころの生活や、以前からの人間関係などと反応しあうようにして蓄積されている。それが、移住という機会を経て、各社会に刷り込まれた文化的コードとの摩擦のなかで顕在化したり、また隠れたりしているのではないか。

ひとりの人が背負ってきた時間は果てしなく長い。そのなかからどんなふうに「物語」を紡ぎだせば、解決の糸口につなげていけるのか。それは途方もなく気の長い取り組みに思える。どんなふうにアプローチしていけばいいのだろう。

著者は「アサーティブネス・トレーニング」の章では、自ら被験者となってコースに参加している。「何か新しい技法を学ぶとき、自分がまず被験者、体験者になってみる」方法だという。そしてこの箇所に限らず「別の立場になってみる」「自分自身にも視線を向ける」というありかたは、この本全体を優しく貫く縦糸となっているように思う。

だからだろうか、読んでいるとまるで自分もその人たちと知り合ったような感覚になる。そして友達の近況が気になるみたいに、この本に登場した人々がそれからどうしたのか、どの章を読んでもたいへん気になる。はじめに、彼らは調査に協力してくれた人たちをモデルにした「フィクション」だと注意書きがあるけれど。

それぞれの人物が個性として印象に残るなかで、PTSDについて記した章は特に重たく残った。この青年は会社を辞めて留学生としてアメリカに渡っていた。あるとき近隣の家の犬がうるさく吠えていたので注意しようと思って訪ねたところ、誤ってその家の窓ガラスを割ってしまい、出てきた住人に散弾銃で撃たれたという。彼はその後、重度のPTSDと診断される。ベトナム帰還兵のアメリカの青年たちや、アフガニスタン帰還兵のソ連の青年たちとよく似た症状で、事件そのものもさることながら、後々になってからの家族や周囲の無理解や批判が心に追い討ちをかけ、傷がひらいてしまう。しかし、アメリカでは一九七〇年代から一九八〇年代にかけてひとつの疾患概念として確立していたPTSDだが、神戸の震災の三年前だった当時、日本ではPTSDはまだほとんど認識されていなかった。彼は「僕は、病気なんでしょうか」という不安を感じながら、事件後おのずと抱え込んでしまっていた「周囲に逆らってアメリカに行き、トラブルにあって挫折して帰ってきた負け犬」という物語を覆そうと、孤独に奮闘する。

もしこれが現在だったらどうだろう――彼らの話を読みながら、ときどきそんなことを考えた。ＰＴＳＤは以前よりずっと広く知られるようになった。けれども傷は傷だ。ほかの事例にしても――インターネットやオンラインのビデオ通話が格段に発達し、どこにいてもお互いに顔を見て話すことができる。それでもやはり留学や赴任の先でどうしようもなく孤独になる人はいる。そこには、いまの時代の私たちにも共通するものがある。

この本の随所でとりわけ良いと思ったのは、著者が執筆しながら自らのステレオタイプや思い込みを払拭していく場面だ。アメリカ人だからといって踊りがうまいとは限らないとは考えつつも、やはり「ゲイであればダンスが上手だ」という思い込みがあった、と気づいたくだりでは、くすりと笑ってしまった。

そして終盤の「パレスチナ」の章と、そこに隠されていた「思い込み」の話は、これまで私が読んできたどんなパレスチナについての文章よりも強烈に私のなかに残った。読んでいる私も、おだやかなジェイミーの面影そのものに触れた気持ちになる。その面影と著者の思いを、私は今後、決して忘れることはないだろう。

（なぐら・ゆり／ロシア文学）

本書は、二〇〇二年二月一六日に星和書店より刊行された『こころのライブラリー6　異文化を生きる』を加筆修正し、改題して文庫化したものです。

傷を愛せるか 増補新版　宮地尚子
傷がそこにあることを認め、受け入れ、傷のまわりをそっとなぞること——。トラウマ研究の第一人者による深く沁みとおるエッセイ。（天童荒太）

包帯クラブ　天童荒太
傷ついた少年少女達は、戦わないかたちで自分達の大切なものを守ることにした。生きがたいと感じるすべての人に贈る長篇小説。大幅加筆して文庫化。

子は親を救うために「心の病」になる　高橋和巳
子は親が好きだからこそ「心の病」になり、親を救おうとしている。精神科医である著者が説く、親子という「生きづらさ」の原点とその解決法。

サヨナラ、学校化社会　上野千鶴子
東大に来て驚いた。現在を未来のための手段とし、偏差値一本で評価を求める若者。ここからどう脱却する？　丁々発止の議論満載。（北田暁大）

承認をめぐる病　斎藤環
人に認められたい気持ちに過度にこだわると、さまざまな病理が露呈する。現代のカルチャーや事件から精神科医が「承認依存」を分析する。（土井隆義）

ゼロから始めるジャック・ラカン　片岡一竹
現代思想における震源地のひとつであるラカン。その核心に実践臨床から迫る超入門の書。『疾風怒濤精神分析入門』増補改訂版。（向井雅明）

本は読めないものだから心配するな　管啓次郎
この世界に存在する膨大な本をめぐる読書論であり、ブックガイドであり、世界を知るための案内書。読めば、心の天気が変わる。（柴崎友香）

水辺にて　梨木香歩
川のにおい、風のそよぎ、木々や生き物の息づかい。カヤックで水辺に漕ぎ出すと見えてくる世界を、物語の予感いっぱいに語るエッセイ。（酒井秀夫）

マッカラーズ短篇集　カーソン・マッカラーズ　ハーン小路恭子編訳　西田実訳
再評価が進むマッカラーズの短篇集。奇妙な片思いが連鎖する「悲しき酒場の唄」をはじめ、異質な存在とクィアな欲望が響きあう触発の物語8篇を収録。

るきさん　高野文子
のんびりしていてマイペース、だけどどっかヘンテコな、るきさんの日常生活って？　独特な色使いが光るオールカラー。ポケットに一冊どうぞ。

ヘルシンキ　生活の練習　朴沙羅

「母親は人間でいられるし、人間であるべきです」二人の子どもと海を渡った社会学者による現地レポート。（坂上香）

ブルースだってただの唄　藤本和子

アメリカで黒人女性はどのように差別と闘い、生きてきたか。名翻訳者が女性達のもとへ出かけ、耳をすまして聞く。新たに一篇を増補。（斎藤真理子）

誘拐　本田靖春

戦後最大の誘拐事件。残された被害者家族の絶望、犯人を生んだ貧困、刑事達の執念を描くノンフィクションの金字塔！（佐野眞一）

私たちはどこから来て、どこへ行くのか　森達也

自称「圧倒的文系」の著者が、第一線の科学者に「いのち」の根源を尋ねて回る。科学者たちの真摯な応答に息を呑む、傑作科学ノンフィクション。

虐殺のスイッチ　森達也

ナチスのホロコースト、関東大震災朝鮮人虐殺事件……普通の人が大量殺戮の歯車になったのはなぜ？その理由とメカニズムを考える。（武田砂鉄）

新版　慶州は母の呼び声　森崎和江

わたしが愛した「やさしい故郷」は日本が奪った国だった――。1927年・植民地朝鮮に生まれた作家の切なる自伝エッセイ、待望の復刊。（松井理恵）

戦中派虫けら日記　山田風太郎

〈嘘はつくまい。嘘の日記は無意味である〉。戦時下、明日の希望もなく、心身ともに飢餓状態にあった若き風太郎の心の叫び。（久世光彦）

生きていく絵　荒井裕樹

心を病んだ人が、絵を描くことで生きのび、描かれた絵に生かされる――。生きにくさの根源を照らし、〈癒し〉の可能性をさぐる希望の書。（堀江敏幸）

生き延びるためのラカン　斎藤環

幻想と現実が接近しているこの世界で、できるだけリアルに生き延びるためのラカン解説書にして精神分析入門書。カバー絵・荒木飛呂彦（中島義道）

暗闇のなかの希望　増補改訂版　レベッカ・ソルニット　井上利男／東辻賢治郎訳

イラク戦争下で「希望を擁護する」ために刊行され、二〇一六年に加筆された改訂版を文庫化。アクティヴィズムと思想を往還する名著。（小川公代）

茨木のり子集　言の葉（全3冊）　茨木のり子

しなやかに凛と生きた詩人の歩みの跡を、詩とエッセイで編んだ自選作品集。単行本未収録の作品なども収め、魅力の全貌をコンパクトに纏める。

一本の茎の上に　茨木のり子

「人間の顔は一本の茎の上に咲き出た一瞬の花である」表題作をはじめ、敬愛する山之口貘等について綴った香気漂うエッセイ集。（金裕鴻）

詩ってなんだろう　谷川俊太郎

谷川さんはどう考えているのだろう。その道筋にそって詩を集め、選び、配列し、詩とは何かを考えるおおもとを示しました。（華恵）

山頭火句集　種田山頭火　村上護編　小崎侃・画

自選句集「草木塔」を中心に、その境涯を象徴する随筆も精選収録し、〃行乞流転〃の俳人の全容を伝える一巻選集！（村上護）

尾崎放哉全句集　村上護編

「咳をしても一人」などの感銘深い句で名高い自由律の俳人・放哉。放浪の旅の果て、小豆島で破滅型の人生を終えるまでの全句業。（村上護）

放哉と山頭火　渡辺利夫

エリートの道を転げ落ち、引きずる死の影を詩いあげる放哉。各地を歩いて生きて在ることの孤独と寂寥を詩う山頭火。アジア研究の碩学による省察の旅。

笑う子規　正岡子規＋天野祐吉＋南伸坊

「弘法は何と書きしぞ筆始」「猫老て鼠もとらず置火燵」。天野さんのユニークなコメント、南さんの豪快な絵を添えて贈る愉快な子規句集。（関川夏央）

絶滅寸前季語辞典　夏井いつき

「従兄煮」「蚊帳」「夜這星」「竈猫」……季節感が失われ、風習が廃れて消えていく季語たちに、新しい命を吹き込む読み物辞典。（茨木和生）

絶滅危急季語辞典　夏井いつき

「ぎぎ・ぐぐ」「われから」「子持花椰菜」「大根祝う」……消えゆく季語に新たな命を吹き込む読み物辞典。超絶季語続出の第二弾。（古谷徹）

詩歌の待ち伏せ　北村薫

〃本の達人〃による折々に出会った詩歌との出会いが生んだ名エッセイ。これまでに刊行されていた3冊を合本した〈決定版〉。（佐藤夕子）

ちくま文庫

傷《きず》のあわい

二〇二五年四月十日　第一刷発行

著　者　宮地尚子（みやじ・なおこ）

発行者　増田健史

発行所　株式会社　筑摩書房
東京都台東区蔵前二―五―三　〒一一一―八七五五
電話番号　〇三―五六八七―二六〇一（代表）

装幀者　安野光雅

印刷所　星野精版印刷株式会社

製本所　株式会社積信堂

ISBN978-4-480-44015-0 C0111